AF814093

Dieses Buch widme ich der Liebe meines Lebens Jörg, meinen Stiefkindern sowie meinem ersten Reisebegleiter Ulf, ohne deren liebevolle Unterstützung ich an meiner Verzweiflung und meiner scheinbaren Hilflosigkeit zugrunde gegangen wäre. So bin ich stattdessen auf dem Weg, mich an meine Berufung zu erinnern und sie zu leben.

Jenseits von richtig und falsch liegt ein Garten.

Da werde ich Dir begegnen.

(Rumi)

Barbara Karin Gstöttner

Zeitweise lebensmüde

Mein Leben mit den Multisystemerkrankungen
MCS und ME/CFS

(Multiple Chemical Sensitivity und Myalgische Enzephalomyelitis/Chronic Fatigue Syndrom)

tao.de

© tao.de in J. Kamphausen Mediengruppe GmbH, Bielefeld

1. Auflage 2016

Autor: Barbara Karin Gstöttner
Umschlaggestaltung, Illustration: tao.de
Umschlagfoto: Barbara Karin Gstöttner

Printed in Germany

Verlag: tao.de in J. Kamphausen Mediengruppe GmbH, Bielefeld,
www.tao.de, eMail: info@tao.de

Bibliografische Information der Deutschen Nationalbibliothek: Die Deutsche Nationalbibliothek verzeichnet diese Publikation in der Deutschen Nationalbibliografie; detaillierte bibliografische Daten sind im Internet über http://dnb.d-nb.de abrufbar.

ISBN Hardcover: 978-3-96051-136-6
ISBN Paperback: 978-3-96051-135-9
ISBN e-Book: 978-3-96051-137-3

Das Werk, einschließlich seiner Teile, ist urheberrechtlich geschützt. Jede Verwertung ist ohne Zustimmung des Verlages unzulässig. Dies gilt insbesondere für die elektronische oder sonstige Vervielfältigung, Übersetzung, Verbreitung und sonstige Veröffentlichungen.

Inhalt

Perspektiven

Als Barbara Karin mich bat, dieses Vorwort zu schreiben, war ich berührt und offen gesagt ein wenig überfordert. Denn jeder Versuch, die gemeinsam erlebte Reise in Worte zu fassen, ist nur ein bescheidener Versuch, die einfache und gleichzeitig kraftvolle Sprache unseres Herzens zu übersetzen. Ich möchte Sie daher einladen, dieses Buch nicht als weiteren, rationalen Ratgeber zu sehen, sondern vielmehr als eine sehr persönliche Einladung, sich von Herzen ganz zu leben.

Wir alle sind in dieses Leben getreten, um zu lernen. Doch vieles, was wir erfahren, betrachten wir als Problem. Wir haben uns daran gewöhnt, Probleme zu "managen" und "in den Griff zu bekommen". Doch was wäre, wenn ein Problem nur die Abweichung zwischen der aktuellen und unserer Wunsch-Realität ist? Oft genau liegt darin der Schatz. Wir erwarten, dass sich unser Leben in eine bestimmte Richtung entwickelt und empfinden es als Problem, wenn dem nicht so ist. So auch bei Krankheiten. Doch unser Herz kennt keine Probleme, es kennt nur "pures Sein".

Dies ist für mich die Essenz dieses Buches. Sich daran zu erinnern, wer wir in unserer Essenz wirklich sind und wie erfüllt unser Leben sein kann - gerade dann, wenn unser "Raumanzug" auf den ersten Blick einige Beschädigungen hat. Warum uns das passiert? Wir wissen es nicht. Dieses Nicht-Wissen voll anzuerkennen, ist oft genug eine massive Provokation für unser Ego. Doch wenn wir dies erkennen, helfen uns gerade die "erlittenen Dellen", behutsamer zu uns zu sein und mehr zu fühlen, was wirklich relevant ist. So liegt die Heilung, die Barbara Karin beschreibt, für mich nicht alleine in dem Verändern von Laborwerten, sondern in der Dankbarkeit für das Erleben von Umständen, die auf den ersten Blick ein hilfloses Wegschauen auslösen.

Liebe Barbara Karin, ich danke dir, dass ich dich ein Stück deines Weges begleiten durfte und ich wünsche dir, dass du als SeelenHüterin zahlreiche Menschen mit deinem Wirken berührst.

Dezember, 2014. Ulf Ao Zinne

Warum dieses Buch?

In jeder Krankheit steckt die Möglichkeit zur Selbsterkenntnis. Wer diese Herausforderung annimmt, stellt fest, dass es beileibe keinen bequemen Weg dorthin gibt. Es ist einer, der Mut erfordert, Durchhaltevermögen, Klarheit und Disziplin. Wer die Herausforderung annimmt und sich auf seinen individuellen Weg macht, wird heilen – was auch immer Heilung in jedem einzelnen Fall bedeuten mag. Ich weiß, dass jede Erkrankung ihren speziellen Weg der Heilung braucht und ich rate Ihnen davon ab, meinen Weg zu dem Ihren zu machen. Aber vielleicht spricht Sie die niedergeschriebene Essenz meiner Erfahrungen an. Dafür will ich Ihnen gerne Einblicke in mein inneres Erleben während meiner bisherigen fast zwanzig Krankheitsjahre geben, vor allem in die letzten. An der einen oder anderen Stelle wird der von mir mit den Jahren erworbene Wissensschatz deutlich und mag für Sie genau der Impuls sein, nachdem Sie (unbewusst) gesucht haben.

Es gab eine Phase in meinem Leben, in der ich nach einer Struktur suchte, die mir erklärt, warum ich auf eine bestimmte Weise auf meine Erkrankung reagiere. Über die Auseinandersetzung mit dem Tod und seine speziellen Sterbephasen lernte ich Bücher von Elisabeth Kübler-Ross kennen. In dem Buch

„Geborgen im Leben – Wege zu einem erfüllten Dasein“ von Elisabeth Kübler-Ross und David Kessler werden fünf Stadien eines Verlustes beschrieben: Verleugnung, Wut, Verhandlung, Depression und Annahme. Die Diagnose meiner bislang unheilbaren Multisystem-Erkrankung empfand ich – wie dies sicherlich jeder Mensch täte – als massiven Verlust meiner Gesundheit. Ich reagierte grob gesagt folgendermaßen:

1. **Verleugnung**: Ich kann nicht glauben, dass ausgerechnet ich so krank sein soll. Die Ärzte müssen sich getäuscht haben.

2. **Wut**: Verdammt, warum kann die Medizin mich nicht einfach wieder gesund machen? Womit habe ich solch ein schweres Schicksal verdient? Warum tut GOTT mir das an?

3. **Verhandlung**: Ich kann mit den Einschränkungen zurechtkommen, wenn diese nur für einen begrenzten Zeitraum notwendig sind und ich merke, dass meine Genesungsbemühungen eine anhaltende gesundheitliche Besserung nach sich ziehen.

4. **Depression**: Ich bin traurig, dass mein Leben von so massiven Einschränkungen diktiert wird und ich meine bisherige Lebensweise komplett aufgeben muss. Manchmal ist mein Leben dadurch so furchtbar, dass ich möglichst bald sterben will.

5. **Annahme**: Ich werde meine gesundheitliche Situation so annehmen, wie sie eben ist. Ich kann trotzdem ein Leben voller Liebe und Freude leben.

Nicht jeder Kranke macht alle beschriebenen Stadien eines Verlustes gleich intensiv durch oder hält die oben aufgeführte Reihenfolge ein. Manche Stadien werden auch mehrmals durchlaufen oder treten gleichzeitig auf. Gefühle von Leere, Hilflosigkeit, Erstarrung, Lähmung, Wertlosigkeit, Zorn, Trauer und Angst treten täglich und in einem extremen Ausmaß auf.

Im Laufe des Buches werde ich immer wieder auf die verschiedenen Phasen eines Verlustes aufmerksam machen, so dass Sie erkennen können, wo ich mich nach meiner persönlichen Einschätzung auf meinem Weg gerade befinde. Elisabeth Kübler-Ross und David Kessler beschreiben die Verarbeitung eines Verlustes als eine Berg- und Talfahrt. Dieses Bild hat mich immer wieder ermutigt, die Phasen zu durchleben und an mein Wachstum zu glauben. Und dennoch fragte ich mich immer wieder: Ist „Annahme" wirklich das Ende? Gibt es denn nicht noch eine sechste Phase, nämlich die der Heilung?

Tagebuch

Titeleintrag

Meine Tagebucheinträge habe ich mit diesem Symbol gekennzeichnet. So können Sie „zwischen den Zeilen" meiner Aufzeichnungen schnuppern und leichter meine emotionale Lage nachvollziehen.

Unter diesem Hinweis empfehle ich Ihnen weiterführende Literatur. Es ist allerdings für das Verstehen meines Erfahrungsberichtes nicht notwendig, diese Textstellen tatsächlich zu lesen.

Lesetipp

Das Kapitel „xy" von Autor z

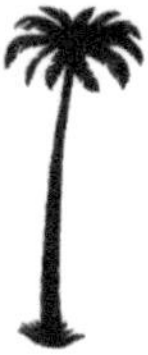

Atempause

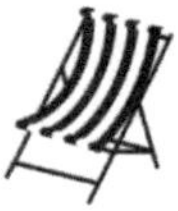

Da die Intensität meiner Schilderungen mitunter recht dicht ist, biete ich Ihnen unter diesem Symbol und in den grau hinterlegten Kästchen kurze Entspannungsübungen zum Innehalten an. Ich habe sie selbst in meinem Alltag ausprobiert und lade Sie herzlich ein, sie zu genießen.

Das vorliegende Buch ist ein bewusster Rückblick auf meine persönlichen Erfahrungen und als Zwischenstation zu verstehen. Ich lebe weiterhin mein Leben, entwickle mich und möchte daher diesen Text nicht als einen Endzustand verstanden wissen. Er lädt Sie allenfalls ein, sich ebenso wie ich in die Selbstermächtigung zu begeben. Meine heutige Spiritualität fußt auf verschiedenen Einflüssen, ist jedoch nicht (mehr) auf die Vermittlung durch die Kirche oder anderen Institutionen angewiesen.

Statt chronologisch über meine Erfahrungen zu berichten, möchte ich sie Ihnen eher in Sinnzusammenhängen vorstellen. Viele der Erlebnisse fanden parallel statt. Die Beschäftigung mit der Biographie anderer unheilbar Erkrankten begann in meiner Erinnerung beispielsweise während meiner bislang schlechtesten Phase der Erkrankung – zumindest wenn ich die körperlichen Symptome betrachte. Sie lenkte mich einerseits ab und zeigte mir andererseits Wege auf, mich mit meinem Schicksal anzufreunden. Sonst hätte ich manche Tage gar nicht überstanden. Und um ehrlich zu sein, von Menschen zu lesen, denen es noch schlechter ging als mir, hat mich getröstet und mein Leiden in einen erträglicheren Zusammenhang gestellt.

Und nun, liebe Leserin und lieber Leser, freue ich mich, dass Sie mit mir gemeinsam einen Teil meines Weges aus der Ferne betrachten. Ich fühle mich geehrt, dass Sie mir dafür einen Teil Ihrer Lebenszeit schenken.

In den Abgrund

Geboren mit einem kleinen Herzfehler, der unkompliziert war, aber regelmäßiger Beobachtung und einer gewissen Rücksichtnahme bedurfte, verlebte ich meine Kindheit. Außerdem litt ich häufiger unter Angina, die aufgrund meines Herzfehlers immer mit Antibiotikum behandelt wurde. Die typischen Kinderkrankheiten waren auch Teil meiner Kindheit. Es ist im Nachhinein immer etwas schwierig, den genauen Zeitpunkt für den Beginn einer Krankheit auszumachen. Dies ist bei meiner Geschichte nicht anders. Nachdem ich mein Abitur erreicht hatte, wartete mein Studienplatz für Ernährungswirtschaft auf mich. Es war eine aufregende Zeit, endlich auf eigenen Füßen zu stehen. Neben der vertrauten Umgebung und der Sicherheit durch meine Eltern und einigen Freunden ließ ich mit der Zeit auch die zweite Beziehung hinter mir. Leider war es nicht möglich, die Entfernung zwischen meinem Studien- und Heimatort zu überbrücken und so schlugen wir getrennte Entwicklungswege ein.

Ein Jahr nach Beginn meines Studiums erlebte ich im Sommer 1993 den sexuellen Übergriff eines Lehrbeauftragten an meiner Fachhochschule. Dieser Missbrauch beeinflusste mein emotionales Erleben stark, da ich mein Überleben in dieser Situation und auch in den Monaten danach mit der Abspaltung meiner Gefühle sicherte. Dazu kamen wechselnde Partnerschaften und in zunehmendem Maße schadstoffbelastete Wohnumgebungen – in einigen Fällen waren meine Wohnungen mit Schimmelpilzen belastet. Da ich damals nicht wusste, welche vergiftende Wirkung diese auf meinen Organismus hatten, achtete ich nicht weiter darauf. 1996 ließ ich meine Amalgamfüllungen gegen Gold austauschen, denn ich hatte gehört, wie ungesund sie sein sollten. Leider geschah dies ohne Schutzvorkehrungen, wie z.B. Kofferdam. Mit der Zeit traten verschiedene Organschwierigkeiten auf. So hatte ich als einzige in meiner Wohngemeinschaft 1997 eine Salmonellenvergiftung, deren Ursache durch das Gesundheitsamt jedoch nicht festgestellt werden konnte. Parallel dazu fand man im Krankenhaus eine Bauchspeicheldrüsenentzündung, für deren Auftreten ebenfalls kein Arzt eine Erklärung hatte. Ein halbes Jahr später, im Jahr 1998, erlitt ich einen Rückfall meiner Bauchspeicheldrüsenentzündung und musste zusätzlich eine vermutlich eher unnötige Blinddarmoperation über mich ergehen lassen.

Nachdem ich mein Studium mit großem Erfolg beendet hatte, war der Einstieg ins Berufsleben ernüchternd. Da ich aus persönlichen Gründen in meinem Studienort bleiben wollte und meine Ausbildung zur Diplom-Oecotrophologin für den dortigen Arbeitsmarkt zu außergewöhnlich war, hielt ich mich deshalb mit kleineren Jobs finanziell über Wasser. Immer wieder wechselte ich meine Arbeitsstelle. Einmal zog ich in ein frisch renoviertes Büro ein, deren chemische Ausdünstungen allen Mitarbeitern gesundheitliche Beschwerden bereiteten. Wir unternahmen jedoch nichts, da wir schließlich unsere Arbeitsstellen behalten wollten, anstatt unangenehm aufzufallen. Ich erinnere mich noch, dass ich jeden Tag nach Feierabend eine Stunde heulend auf unserem Balkon saß, bevor ich zu irgendeiner Aktivität imstande war. Die nächste Diagnose ließ nicht lange auf sich warten. Mit Verdacht auf kalte Knoten – also Krebs – wurde ich im Jahr 2000 an der Schilddrüse operiert und die Hälfte von ihr entfernt. Glücklicherweise wurde der Verdacht nicht bestätigt. Mir ging es gesundheitlich jedoch immer schlechter. Seit 2001 reagierte mein Körper immer häufiger mit Allergien. So begann es mit Terpentinöl, Tolubalsam, Gräsern und Roggen. Mit den Jahren kamen noch Wegerich, Beifuß, Hafer, diverse Bäume und Tierhaare, Hausstaub- und andere Milben sowie Schimmelpilze hinzu.

Im Jahr 2000 fing ich eine unbefristete Arbeitsstelle in einem Trainings- und Beratungsunternehmen an. Ich begann dort zuerst als Mitarbeiterin im Office-Bereich und arbeitete mich im Laufe der Jahre bis zur Assistentin der Geschäftsführung hoch. Außerdem studierte ich nebenbei Sozialpädagogik, denn mein Wunschtraum war, eines Tages als Psychotherapeutin für Kinder und Jugendliche arbeiten zu können. Ich fuhr gerne Fahrrad, kletterte im Schwierigkeitsgrad fünf, ging leidenschaftlich gerne Inlineskaten und in der Rhön wandern. Nach der Trennung von meinem damaligen Lebenspartner wollte ich alleine in eine wunderschöne, kleine Wohnung einziehen. Schon kurz nach dem Umzug wurde deutlich, dass ich spätestens nach zwei Stunden Aufenthalt in meiner neuen Wohnung immer wie ein Häufchen Elend in der Ecke saß und weinte. Ich bekam eine Grippe – zumindest hielt ich es damals dafür – und stellte erstaunt fest, dass ich mich trotz meines gesundheitlich angeschlagenen Zustandes innerhalb kürzester Zeit auf meiner Arbeitsstelle wesentlich besser fühlte. Zu Hause wechselte mein Befinden wieder schnellstens in die andere Richtung. Ich wurde immer stärker von depressiven Zuständen heimgesucht und hatte dafür keine wirklich überzeugende Erklärung. Eigentlich sollte ich mich im siebten Himmel fühlen – ich war frisch verliebt in meinen heutigen Partner Jörg – aber der siebte Himmel war an manchen Tagen hinter den dunklen Wolken überhaupt nicht sichtbar. Daher beschäftigten sich meine Gedanken mit der erst vor kurzer Zeit vollzogenen Beziehungstrennung, den damit einhergehenden seelischen Verletzungen und dem vor Jahren erlebten sexuellen Missbrauch. Möglicherweise waren diese Erfahrungen Grund genug für meine emotionale Achterbahn und meine sich stetig vergrößernde Traurigkeit?

Umdenken setzte bei mir erst ein, als ich eines Tages ein wirklich bedenkenswertes Erlebnis hatte: Ich erkannte Jörg nicht. Tatsächlich, ich saß neben ihm im Auto und fragte mich allen Ernstes, wer dieser fremde Mann dort neben mir sei und wo er mich wohl hinbringen würde. Ein Teil meiner selbst mahnte mich, diese Wahrnehmung zunächst für mich zu behalten – zu groß waren die Angst und das Misstrauen ihm gegenüber, dass er mich direkt in die geschlossene Abteilung einer Psychiatrie bringen würde. Allzu lange kannten wir uns ja noch nicht und dies stellte für mich schon eine Ausnahmesituation dar. Stattdessen fuhr er mich jedoch in seine Wohnung, da er bereits festgestellt hatte, dass mit mir etwas ganz Grundlegendes nicht stimmte. Nachdem ich mich von dieser heftigen Wahrnehmungsstörung, verbunden mit einer sehr großen Erschöpfung und einem „Schlafanfall", erholt hatte, redeten wir über das Erlebnis. Und Jörg sagte die für mich folgenschweren Sätze: „Hör endlich auf, die Ursache deiner gesundheitlichen Beschwerden in dir zu suchen, sondern wende deinen Blick nach außen. Du hast meiner Meinung nach kein psychisches Problem."

Diese Aussage von Jörg bewegte ich in meinem Kopf hin und her. Ich musste mir zugegebenermaßen zunehmend meine Kräfte gut einteilen, meine eigenartigen Symptome waren zahlreich und traten häufig gleichzeitig auf. Über das Internet fand ich per Zufall eine Beschreibung einer umweltbedingten organischen Erkrankung: MCS Multiple Chemical Sensitivity – auf Deutsch: Multiple Chemikaliensensitivität. Ich begann meine körperlichen Reaktionen zu beobachten, ob sich gewisse Muster feststellen ließen. Nachdem ich einige eigenständige Tests durchlaufen hatte, wurde mir in erschreckender Weise immer klarer, dass meine vielfältigen gesundheitlichen Beschwerden in Zusammenhang mit chemischen Stoffen aus meiner direkten Umwelt stehen könnten. Und so hatte ich genau zwei Dinge zu tun: Zum einen mein augenscheinlich ungesundes Wohnumfeld zu verändern und zum anderen eine fundierte ärztliche Diagnose erstellen zu lassen.

Um es kurz zu machen: aus meiner Wohnung wurde der neue aber schadstoffbelastete Teppich entfernt und vom Verkäufer erfreulicherweise kostenfrei zurückgenommen. Ebenso wurde durch den Vermieter das verklebte Linoleum auf Nachfrage meinerseits unverzüglich entfernt. Das alles änderte die Reaktionsfreudigkeit meines Körpers jedoch nicht. Die Entdeckung, dass der gesamte Keller des Hauses stark schimmelpilzbelastet war, bewog mich zum sofortigen Auszug. Und immer noch ging ich regelmäßig arbeiten und studieren und versuchte, meine sichtlich geringer werdenden Energieressourcen vernünftig einzuteilen.

Der Wunsch nach einer fundierten ärztlichen Diagnose führte mich 2003 zu einem ortsansässigen Allergologen, der die gesamte Palette seiner Allergene an mir testete. Die Testungen wegen Terpentinöl und Tolubalsam waren 2001 erfolgt, da ich damals nach dem Gebrauch einer Duschmittelprobe am gesamten Körper einen juckenden Hautausschlag bekam. Diesmal musste ich viel Geduld beweisen, denn es war lange Zeit einfach keine Reaktion meines Körpers feststellbar. Erst bei dem Testsatz „Schimmelpilze“ zeigte ich eine Reaktion. Der Allergologe konnte zwar keine Antikörper im Blut nachweisen, aber meine deutlich sichtbare Stimmungsverschlechterung – ich saß heulend in seinem Behandlungszimmer – überzeugten ihn, dass ich mir nichts einbildete, sondern seine Untersuchungsmethoden zur Diagnose meiner Beschwerden nicht ausreichten. So entschied ich mich im Jahr 2004 zur Abklärung meiner Beschwerden für einen stationären Aufenthalt in der Umweltabteilung des Fachkrankenhauses Nordfriesland. Dort wurde bei mir tatsächlich die Krankheit MCS (Multiple Chemical Sensitivity) diagnostiziert.

Durch die organische Erkrankung MCS reagiert der Körper mit einer akuten Hypersensibilität auf geringste Konzentrationen von Alltagschemikalien. Hierzu gelten beispielsweise Duftstoffe (Kosmetik, Deodorant, Bodylotion, Seife oder Duschgels, Haarspray, Parfüm, Waschmittel für Kleidung sowie Weichspüler, Haushaltsreiniger, Duftstäbchen im Auto oder in Toiletten u.ä.), Desinfektionsmittel, Pestizide, Baumaterialien (z.B. lösemittelhaltige Farbe und Lackierungen, neuer Teppichboden, Terpenausgasungen aus Holz oder Formaldehyd aus Möbeln), Zeitungsausdünstungen, Zigarettenrauch, Autoabgase sowie Produkte auf Erdölbasis (z.B. Weichmacher in Plastikverpackungen, konventionelle Kosmetik), Gummi (z.B. Autoreifen), Flammschutzmittel von Computern oder Fernsehern. Die Symptome können nach einer Exposition (= Grad der Intensität und Häufigkeit der Einwirkung von äußeren Krankheitsursachen auf einen Organismus) – also nach einer Chemikalienaufnahme – sofort oder ein paar Stunden verzögert auftreten und dauern Minuten oder Stunden, in schweren Fällen auf Monate an. Die Chemikalien können bei den betroffenen Personen bereits bei geringster Konzentration vielfältige leichte bis lebensbedrohliche Symptome in folgenden Systemen führen: Magen-Darm-System (z.B. Durchfall, Schmerzen, Übelkeit), Nervensystem (z.B. Konzentrationsstörungen, Wahrnehmungsstörungen, Sprachprobleme, Bewusstseinsverlust), Muskel-Knochen-System (z.B. Schmerzen im gesamten Körper, Gefäßentzündungen), Herz-Kreislauf-System (z.B. Herzrhythmusstörungen, erhöhter Ruhepuls, Schwindel) und Atmungssystem sowie Augen, Nase, Ohren und Haut. Langandauernde Entzündungen (u.a. grippeähnliche Symptome) in verschiedenen Systemen führen zusätzlich zu einer ausgeprägten Erschöpfungsproblematik.

Ich konnte mich verständlicherweise nicht darüber freuen, denn ich hätte mit meinem Verdacht sehr gerne unrecht gehabt. So kam ich mit dieser niederschmetternden Diagnose nach drei Wochen wieder nach Hause, im Koffer eine Vielzahl an dringend empfohlenen Verhaltensänderungen, eine tief empfundene Abneigung gegen diese Erkrankung und eine bodenlose Angst vor den Konsequenzen auf mein zukünftiges Leben, die mich auf direktem Weg in die Verleugnung der dramatischen gesundheitlichen Auswirkungen führte. So versuchte ich lediglich, kleine mir möglich erscheinende Verhaltensänderungen in meinen Alltag einzubauen. Mein Essen und Trinken sollte nach ärztlichem Rat ab sofort chemisch so unbelastet wie möglich sein. Deshalb kaufte ich zur optimalen Filterung des Trinkwassers eine Umkehr-Osmose-Anlage und ausschließlich biologisch erzeugte Lebensmittel, da diese mit weniger bzw. keinen Chemikalien belastet sind. Meine Ernährungsweise stellte ich auf die sogenannte Rotationsdiät um, um die Belastung meines Körpers auch bei der Verdauungsarbeit so gering wie möglich zu halten.

Diese Veränderungen ließen sich vergleichsweise leicht bewerkstelligen. An Grenzen stieß ich dagegen bei meinem Arbeitgeber. Während meines Krankenhausaufenthaltes zog dieser mit der gesamten Belegschaft in ein neues Büro – frisch renoviert, versteht sich – und schon innerhalb der ersten dreißig Minuten wurde klar, dass mein Körper die Ausdünstungen der verwendeten Baustoffe nicht vertrug. Daher wollte ich eine Zeitlang von zu Hause arbeiten – sowohl auf Besserung hoffend, was meine Gesundheit anging, als auch auf die rasche Ausgasung der unverträglichen Stoffe. Ich war ja im Verleugnungsmodus, was die Schwere meiner Erkrankung anging. Nachdem der Arbeitgeber mir statt Unterstützung sehr bald die Kündigung zukommen ließ, nutzte ich die mir zwangsläufig entstandene freie Zeit zum Schreiben meiner Diplomarbeit zum Abschluss meines Sozialpädagogikstudiums. Dies lenkte mich dankenswerterweise von meinen gesundheitlichen Problemen ab und ich rückte die Krankheit so weit wie nur irgend möglich in meinen gedanklichen Hintergrund.

Nach erfolgreicher Beendigung meines zweiten Studiums kehrte ich wieder in das Berufsleben zurück. Ich suchte mir eine Anerkennungsstelle und eine gesundheitsförderlichere Arbeitsumgebung. Von nun an arbeitete ich als Regionalreferentin einer Landtagsabgeordneten von Bündnis 90/Die Grünen alleine in einem kleinen Büro, das ich bis auf den vorhandenen Teppichboden bei Bedarf nach meinen Bedürfnissen hätte einrichten können. Von Anfang an war ich in Bezug auf meine Erkrankung transparent und erfuhr immer wieder Verständnis und Unterstützung. Dennoch arbeitete ich nicht mehr Vollzeit, da meine Kraftreserven dazu einfach nicht mehr ausreichten. Ich entschuldigte diese massive Veränderung vor mir selbst insgeheim aber immer damit, dass ich zeitweise die Kinder meines Lebenspartners Jörg betreute. So verging Monat auf Monat und Jahr für Jahr und mein gesundheitlicher Zustand blieb für mein Empfinden anhaltend auf niedrigem Niveau. Jörg dagegen vertrat einige Jahre nach der Diagnose 2004 die Meinung, dass sich sogar mein niedriges Niveau verschlechterte – langsam aber stetig.

Alltag als Herausforderung

Nach vier Jahren kam ich auf die Idee, meine im Jahr 2004 erhaltene Diagnose MCS aus dem Fachkrankenhaus Nordfriesland von einem anderen Umweltmediziner überprüfen zu lassen und entschied mich nach eingehender Überlegung für Dr. Ohnsorge aus Würzburg. Auch die räumliche Nähe zu Fulda war für mich bei einer ambulanten Betreuung wichtig. Die Zusammenarbeit mit Dr. Ohnsorge war ein wirklicher Glücksfall. Er bestätigte meine schreckliche Diagnose der MCS (Multiple Chemical Sensitivity) und erweiterte sie zu einer Multisystemerkrankung mit der hauptsächlichen Ausprägung von chemischer Überempfindlichkeit (MCS), chronischem Erschöpfungssyndrom (CFS) und Fibromyalgie – um nur die wichtigsten zu nennen. Eine Heilung dieser Multisystemerkrankung war und ist laut Schulmedizin derzeit nicht möglich, lediglich eine Linderung der Symptome vorstellbar.

Bevor die Behandlung zur Symptomlinderung beginnen konnte, stand eine Vielzahl an Untersuchungen bei Dr. Ohnsorge und bei anderen Ärzten an. Dr. Ohnsorge half mir, die Zusammenhänge in und Einflüsse auf meinen Körper dieser bisher noch eher unbekannten Erkrankung zu verstehen. Seine verordnete Behandlung, die sich sowohl aus der drastischen und konsequenten Reduzierung von chemischen Expositionen als auch absoluter Minimierung von Lärm oder seelisch-emotionalem Stress bei gleichzeitiger Einnahme von orthomolekularen Medikamenten zusammensetzte, erreichte eine zeitweilige Stabilisierung meines desolaten Gesundheitszustandes. Ich wurde wahrlich nicht gesund, aber nicht noch kränker – was für meinen damaligen schlechten Zustand schon einen wirklichen Gewinn darstellte.

Tagebuch
Symptomkaskade

Liebes Tagebuch,
was passiert da genau genommen mit mir, wenn ich davon spreche, mir eine Exposition eingeholt, einen „Going" zu haben? Zu allererst merke ich die Veränderung in meinem Kopf. Es fühlt sich an, als würde Nebel aufziehen und meine Gehirnwege miteinander verkleben. Es fällt mir ziemlich plötzlich sehr schwer, einen klaren Gedanken zu fassen, ich spreche umgangssprachlich immer von „da geht kein Rädchen mehr im Kreis rum". Auch meine Reaktionsfähigkeit verlängert sich. In schlimmen Fällen steigert sich diese verändert Wahrnehmung im Laufe der Zeit zu Konzentrationsstörungen und Vergesslichkeit, so dass ich z.B. im anderen Zimmer nicht mehr weiß, was ich da eigentlich ursprünglich wollte. Auch Kochen stellt in dieser Situation eine Herausforderung für mich dar, denn Arbeitsabläufe hintereinander abzuarbeiten, wird für mich sehr schwierig, nicht zuletzt weil ich die Reihenfolge durcheinanderbringe. Wei-

terhin gibt es aggressive Ausbrüche, die in der Regel völlig überzogen wenn nicht sogar unangebracht in der jeweiligen Situation sind. An manchen Tagen fällt es mir schwer, mich an Worte zu erinnern – z.B. die Namen meiner Familienmitglieder – oder ganze Sätze zu formulieren.

Neben diesem Nebel – in der ärztlichen Fachsprache Brainfog genannt – schleicht sich eine depressive Wolke an mich heran. Bis ich diese tatsächlich bemerke, dauert es manchmal ein paar Stunden. Vorher bekomme ich Heißhunger auf Zucker und bevorzugt auf Lebensmittel, die ich nicht vertrage. Ich fange an zu frieren, schwitze gleichzeitig schnell und stark und mit der Zeit kommt große Müdigkeit bis hin zur kompletten Erschöpfung hinzu. Umgangssprachlich sage ich dazu immer „mein Akku ist leer“. Im Falle einer größeren depressiven Welle finde ich mein gesamtes Leben so schrecklich, dass ich am liebsten sterben will. Ich erinnere mich nicht an schöne Zeiten, sondern nehme alles um mich herum grau und trist wahr – auch wenn es 25°C hat und den schönsten Sonnenschein. Hinzu kommen grundlose Angstzustände.

Auch wenn es mir gelingt, meinem Heißhunger auf unverträgliche Lebensmittel mit eiserner Disziplin nicht nachzugeben, habe ich auf meine sonst verträglichen Lebensmittel sehr schnell Blähungen und Magenbeschwerden, am folgenden Tag Durchfall und Darmbeschwerden. Je nach Expositionsstoff bekomme ich zusätzlich Nasenbluten, Hautausschlag und grippeähnliche Symptome wie Nasennebenhöhlenentzündung, Husten und Halsschmerzen, ohne dass ich tatsächlich Fieber hätte. Diffuse Muskelschmerzen v.a. in den Oberschenkeln sowie Gelenkschmerzen in den Händen und im Hüftbereich treten meist in den Tagen nach der Exposition in unterschiedlicher Ausprägung auf. Die extreme Erschöpfung, die zudem mit innerer Unruhe und Schlaflosigkeit einhergeht (eine echt bescheidene Mischung!) dauert bis zu zwei Wochen nach einer starken Exposition an. Treppenlaufen wird zur Herausforderung, Duschen zum Luxus. Dann ist auch mein Puls dauerhaft erhöht und liegt schon im Sitzen bei über 80. Sobald ich gehe oder spreche erhöht er sich schlagartig und erreicht Stressniveau. In Ausnahmefällen erlebe ich auch mal einen akuten Asthmaanfall, üblicher sind latente Atembeschwerden, die ich anhand meines Peak-Flow-Meters nachvollziehen kann und die meine ohnehin schon geringe Leistungsfähigkeit zusätzlich verringern.

Da ich nach einer Exposition auf einen chemischen Stoff meistens an akuter Vergesslichkeit litt, machte ich mir die unterschiedlichsten Listen. Im Anhang finden Sie eine Liste der für mich stresserzeugenden Situationen. Diese Situationen sollte ich auf ärztlichen Rat hin vermeiden, um meinen Körper so symptomfrei wie möglich zu halten. Ich nannte diese Liste immer meine „Spielregeln".

Außerdem entwarf ich mir einen Notfallplan. Er hing am Kühlschrank und half mir und meiner Familie, jederzeit meinen aktuellen Belastungszustand in Planungen mit einzubeziehen. Sobald ich eine Exposition hatte, z.B. bei einem notwendigen Arzttermin in Kontakt mit Desinfektionsmitteln gekommen war, platzierte ich meine Wäscheklammer auf dem schwarzen Tag – Tag „null“ sozusagen. Ab diesem Tag schob ich die Wäscheklammer immer einen Tag weiter. Dass meine Genesung ungefähr eine Woche dauert, ist ein persönlicher Erfahrungswert und kam einerseits immer auf die Schwere der Exposition an und andererseits auf meine Disziplin beim Einhalten meiner „Dont's“. Hatte ich dann endlich wieder einen grünen Tag, musste ich mich nur noch an meine üblichen Spielregeln halten, wie sie in der vorher schon beschriebenen Liste der für mich stresserzeugenden Situationen zusammengefasst sind.

Als hilfreich empfand ich auch meine Lebensmittelliste (abgestimmt auf meine Allergien und Unverträglichkeiten), um mir das Einkaufen zu erleichtern. Nur an die Einhaltung musste ich mich strikt halten, denn jede Abweichung bescherte mir in der Regel Durchfall, Völlegefühl, Verstopfung oder Bauchkrämpfe. Am drastischsten fand ich meine körperliche Reaktion auf normalen weißen Haushaltszucker und Vollkornreis. Diesen Verträglichkeitsversuch unternahm ich 2004 im Krankenhaus. Auf Rübenzucker reagierte mein Körper mit einem Temperaturabfall, d.h. ich fing wirklich erbärmlich an zu frieren und meine Körpertemperatur sank innerhalb von etwa einer Stunde um ein Grad. Auf einen Esslöffel Vollkornreis antwortete mein Körper innerhalb von 5 Minuten mit einem Weinanfall und einer anhaltenden depressiven Verstimmung. Wenn ich das nicht bewusst im Rahmen einer Rotationsdiät ausprobiert hätte, hätte ich so etwas nicht für möglich gehalten.

Ich hatte außerdem eine Liste, die ich im Portemonnaie immer mit mir trug. Dort erfasste ich die Ansprechpartner privat und ärztlicherseits, mögliche Symptome meines Körpers, die wichtigsten Diagnosen sowie alle Allergien inkl. Kreuzallergien. Auch was ich strikt vermeiden soll wegen der chemischen Sensitivität und der Fruktoseintoleranz stand auf dieser Zusammenfassung. Aufgrund eines genetischen Defektes im Entgiftungsbereich reagiert mein Körper mit einer veränderten Aktivität der Zytochrom-P-450-Enzyme. Dies hat zur Folge, dass mein Körper bestimmte Arzneimittel in unvorhersehbarer Weise verarbeitete, sodass ich diese bestimmten Wirkstoffe am besten ganz vermeiden sollte. Auch diese drei Seiten lange Liste trug ich sicherheitshalber immer bei mir. Für Besuche bei Ärzten stellte ich mir einen Ordner mit den wichtigsten kopierten Befunden zusammen, so dass ich ohne großen Aufwand gut vorbereitet zu Terminen gehen konnte. Außerdem benutze ich bei wichtigen Gesprächsterminen immer ein Diktiergerät. So konnte ich sichergehen, dass ich mich später wirklich an alle Informationen „erinnern“ würde. Nach meinem ersten Krankenhausaufenthalt 2004 hatte ich außerdem eine Patientenverfügung, Vorsorgevollmacht und Betreuungsverfügung für den Notfall verfasst.

Die konsequente und nachhaltige Veränderung meines Alltags war für mich jedoch meine größte Herausforderung. Ich versuchte immer wieder, meine Tage stressfrei zu gestalten und probierte unzählige verschiedene Tagesabläufe aus. Bis heute habe ich nur theoretisch einen optimalen Ablauf, es gelingt mir nur unzureichend, diesen auch einzuhalten. Ich würde gerne sagen, dass ich regelmäßige und vorbeugende Ruhepausen einlegte – aber das stimmte in der Vergangenheit nicht. Erst im Jahr 2014 habe ich wirklich verstanden, wie wichtig das Energiemanagement bei ME/CFS ist. Die Broschüre des Bundesverbandes Fatigatio e.V. von Bruce F. Campbell (Ph.D.) ist dazu lesenswert: „Chronisches Erschöpfungssyndrom (CFS) – Zehn Strategien für einen besseren Umgang mit CFS". Ich empfehle Ihnen dringend, die Vorschläge in Ihren Alltag zu übernehmen.

Meine optimale grobe Struktur wäre derzeit folgende:

7.00	Aufstehen & Frühstück
8.30	Sanftes Bewegungsprogramm inkl. Pausen
9.30	Meditation & Ruhezeit
10.30	Frei verfügbare Zeit (Ruhepausen nicht vergessen!)
12.30	Mittagessen & Mittagsschlaf
15.00	Frei verfügbare Zeit (Ruhepausen nicht vergessen!)
17.30	Abendessen
19.00	Tagebuch & Meditation
21.00	Schlafengehen

Meine Tage wurden zwar auch von Ausruhephasen bestimmt, aber erst dann, wenn ich mal wieder am Zusammenbrechen war. Denn Tage, an denen es mir besser ging, verstärkten meine Hoffnung auf Genesung. Außerdem versuchte ich alles Liegengebliebene zu erledigen und prompt folgte ein schlechter Tag, weil ich mich überanstrengte. Der frustrierende Kreislauf von Überanstrengung und Zusammenbruch lies mich verständlicherweise verzweifelt und mutlos zurück. Und ich hatte immer das Gefühl, dass am Ende meines Tages noch viel zu viel Arbeit übrig war. Ich hatte mich dazu entschieden, meinen Beitrag für unser Familienleben weiterhin zu erbringen, also Einkaufen zu gehen, den Haushalt mit Putzen und Aufräumen zu übernehmen und die Wäsche zu waschen. Eben die vielen eher unsichtbaren Tätigkeiten, die aber doch auch Kraft kosten. Alleine alle unsere Zimmer regelmäßig zu staubsaugen, war für mich ein einwöchiges Programm. Denn nach maximal einer halben Stunde Aktivität verlangte mein erschöpfter Körper schon wieder eine Ruhepause. Und so war es mir unmöglich, alle Räume an einem Tag zu reinigen. Das war äußerst nervtötend. Zudem mir nach der Hausarbeit für die schönen Dinge des Lebens ebenso die Kraft fehlte. Ich kam mir vor wie ein alter Mensch: Alles, aber auch wirklich alles in meinem Leben ging nur noch langsam, denn ich war einfach immer erschöpft. Und es hörte einfach nicht auf. Sobald ich nach dem Schlafen aufgestanden war, war sie wieder da und Bestandteil meines Lebens. Vielleicht ist diese Erschöpfung vergleichbar mit der Erschöpfung einer wirklich schweren Grippe, mit dem Unterschied, dass sie ein Leben lang andauert.

Tagebuch

Eingeschränkter Alltag

Liebes Tagebuch,

früher war ich ein sportlicher Mensch. Ich fuhr sehr gerne die zehn Kilometer für einen Besuch bei Freunden statt mit dem Auto mit dem Fahrrad und legte auch in Fulda alle Wege mit dem Fahrrad zurück. Ich ging ein bis zweimal die Woche 15 km Inline Skaten, kletterte im Schwierigkeitsgrad 5 und ging leidenschaftlich gerne Wandern in der Rhön. Mein übliches Schwimmpensum waren 1000 Meter unter 30 Minuten. Alle diese Aktivitäten kann ich jetzt nicht mehr machen. Mein Leben hat sich dadurch komplett verändert. Anstatt mit Freunden zum Tanzen zu gehen, bekomme ich bereits nach 20-30 Minuten langsamen Spazierengehens in ebenem Gelände starke Muskel- und Gelenkschmerzen. Außerdem bin ich so erschöpft, dass ich mich nach diesem Spaziergang – den ich auf den Rat meines Arztes regelmäßig machen soll, sonst würden meine Muskeln immer weiter abbauen – zwischen 30 und 60 Minuten ausruhen muss. Treppensteigen ist mittlerweile viel zu anstrengend, mir reicht die Luft nicht aus und mein Herz schlägt sehr stark. Und dabei bewege ich mich doch so gerne! Ich fühle mich wie eine eingesperrte Raubkatze. Selbst an ruhigeren sportlichen Aktivitäten kann ich nicht teilnehmen. Es ist echt zum Verzweifeln! Denn alle Aktivitäten, die in geschlossenen Räumen stattfinden, scheiden aus. Die chemische Sensitivität bewirkt Entzündungsreaktionen in meinem Körper, sobald ich den vielfältigen chemischen Stoffen in geringster Dosis, wie z.B. bei Einrichtungsgegenständen, welche mit lösemittelhaltigem Kleber hergestellt wurden (z.B. Spanplatten, Laminat), ausgesetzt bin. Schimmelpilzbelastungen in Gebäuden, Silikonfugen, Möbel aus Weichholz (z.B. Kiefer, Fichte) oder Wandanstriche mit lösemittelhaltigen Farben bewirken zudem allergische Reaktionen. Falls ich dennoch diese Räumlichkeiten betrete, um sozial nicht vollständig zu vereinsamen, muss ich hinterher mit schwersten Symptomen rechnen – auch wegen der Duftstoffe, die die anderen Menschen „mitbringen“. Ich brauche bis zu einer Woche völlige Ruhe, um mich von einer starken Exposition wieder zu erholen.

Die Reaktionen, die ich in Räumen oder Gebäuden habe, treten natürlich auch in meinem restlichen Alltag auf. So ist das Einkaufen von Lebensmitteln oder Artikeln des täglichen Bedarfs immer mit anschließenden körperlichen Symptomen verbunden und eine Erholungsphase zwingend notwendig. Spezielle Artikel wie z.B. neue Reifen für ein Auto oder Produkte aus dem Baumarkt kann ich gar nicht mehr einkaufen. Auch einen Copy-Shop kann ich wegen des Tonerstaubs nicht mehr betreten, ohne heftigste Atembeschwerden zu bekommen. Schon das Lesen der Tageszeitung bereitet mir durch den Geruch des Toners Atembeschwerden. Dies trifft auf alle neu gedruckten Schriftstücke (Bücher, Zeitungen, Broschüren) zu. Wenn sie farbig sind, ist es noch schlimmer. Wie soll ich denn da meinen Alltag meistern?

Neben meinen sportlichen Aktivitäten habe ich mich immer in Gesellschaft anderer Menschen wohl gefühlt und den Kontakt auch über ehrenamtliche Tätigkeiten gesucht. Freunde und Bekannte in der Kneipe oder im Café zu treffen, gehörte zu meinem Alltag. Mein Körper reagiert nun aber mit verschiedensten Entzündungsreaktionen, sobald ich in sehr geringer Dosis unverträglichen Duftstoffen z.B. in Reinigungsmitteln der Räume, Waschmitteldüfte der anderen Teilnehmer oder aus kosmetischen Produkten wie Haarspray oder Parfums ausgesetzt bin. Freundschaftspflege ist daher sehr schwierig. An ein gemeinsames Essengehen, wie das unter Freunden üblich ist, ist nicht zu denken. Gemeinsame Veranstaltungsbesuche sind aus den bereits beschriebenen Gründen nicht möglich, meine soziale Isolation ist sichtbar größer geworden. Ich fühle mich daher sehr oft einsam. Wenigsten gibt es die segensreiche Erfindung eines Telefons. Ein Besuch von Freunden in meiner eigenen Wohnung ist nur möglich, wenn diese sich an das absolute Duftstoffverbot halten und am besten nur in den Sommermonaten, denn dann können wir draußen sitzen und ich mir den Wind um die Nase wehen lassen.

Ich war früher nicht nur sportlich, sondern auch künstlerisch tätig. So spielte ich ca. 15 Jahre in verschiedenen Orchestern Geige. Da diese Freizeitbeschäftigung in geschlossenen Räumen und zwingend mit anderen Mitspielern stattfindet, kann ich aus den oben genannten Gründen heute nicht mehr in einem Orchester spielen. Ich sang auch viele Jahre in einem Chor – je nach körperlicher Verfassung tue ich das auch heute noch manchmal. Ich will einfach auch hin und wieder Freude in meinem Leben spüren und meiner Seele und mir etwas Gutes tun. Chorauftritte sind mir leider grundsätzlich nicht mehr möglich. In den Chorproben selbst stehe ich immer etwas abseits der anderen Sänger, damit deren Duftstoffe bei mir keine schweren Reaktionen auslösen, und das auch nur in den Sommermonaten bei offenen Fenstern. Meine musikalischen Aktivitäten fehlen mir, sind sie doch lange Zeit ein wichtiger Bestandteil meines Lebens gewesen. Schon als Kind habe ich lieber in einem Orchester Geige gespielt als alleine daheim auf dem Klavier.

Auch meine Familienaktivitäten sind auf ein Minimum begrenzt, denn nach maximal zwei Stunden einfacher Aktivität habe ich immer ein stark erhöhtes Ruhebedürfnis. Um meinen Haushaltspflichten dennoch nachkommen zu können, verzichte ich oft ganz auf irgendwelche Aktivitäten, damit ich Jörg wenigstens etwas entlasten kann. Ich versuche meine Einschränkungen mit gutem Essen und Brettspielen auszugleichen. Aber am liebsten würde ich mit den Kindern durch die Wälder stromern, Fahrradtouren machen, schwimmen und ins Kino gehen. Der Kontakt zu meiner Verwandtschaft gestaltet sich ebenfalls als schwierig. Ein Besuch meinerseits bei meinen Eltern oder meinem Schwiegervater ist aufgrund der dort verwendeten Baustoffe im Winter unmöglich – auch wenn sie sich mir zuliebe an ein absolutes Duftstoffverbot halten. Im Sommer helfe ich mir mit der Übernachtung unter einer Zeltplane und wir verbringen die gesamte Zeit an der frischen Luft.

Um mich vor chemischen Stoffen soweit wie möglich zu schützen, trage ich außerhalb meiner eigenen Wohnung oft eine Atemschutz-

maske, was den Kontakt zu anderen Menschen sehr erschwert, da zum einen Berührungsängste bei ihnen auftauchen und zum anderen einfach die Kommunikation sehr unter der fehlenden Mimik leidet. Puh, diese ganzen Einschränkungen belasten mich sehr und die Beachtung aller „Spielregeln" nimmt viel Aufmerksamkeit in Anspruch.

Ich muss mir heute eingestehen, dass die weitere Verschlechterung meines Gesundheitszustandes meine alleinige Schuld war. Meine Konsequenz in Sachen eigener Gesundheitsfürsorge ließ wahrlich zu wünschen übrig. Ich steckte in einer intensiven Verleugnungsschleife fest, verknüpft mit organisch und psychisch bedingten depressiven Zuständen und Selbstmitleid, welche ich noch nicht einmal wahrnahm, geschweige denn etwas dagegen unternahm. Meine depressiven Zustände wurden mehr und mehr, nachdem ich mit Jörg und meinen beiden angeheirateten Stiefkindern in eine größere Wohnung in der Innenstadt von Fulda innerhalb des gleichen Hauses umzog. Die Suche nach gesundheitsförderlichem Wohnraum gestaltete sich als sehr schwierig, so dass wir nach drei Jahren diesen Kompromiss eingingen, nichtwissend, dass es ein schlechter Kompromiss war.

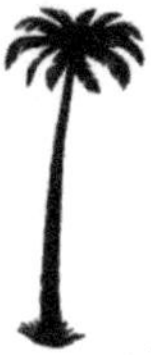

Atempause

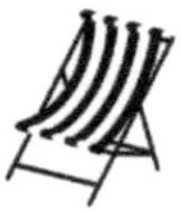

Setzen oder stellen Sie sich aufrecht hin, die Schultern gerade. Nun versuchen Sie nur durch die Nase in den Bauch zu atmen – ohne dass sich der Brustkorb hebt. Atmen Sie nach der 4-6-8-Methode: Langsam und tief einatmen, bis vier zählen, die Luft anhalten, bis sechs zählen, langsam durch den Mund ausatmen und bis acht zählen. Das Ganze wiederholen Sie mindestens fünf Mal.

Suche in der Psyche

Die Auseinandersetzung mit dem Versorgungsamt wegen der Anerkennung einer Schwerbehinderung und der pseudo-wissenschaftliche Streit um die Existenz und die Ursachen von MCS (Multiple Chemical Sensitivity) zerrten zunehmend an meinen Nerven. Immer wieder fragte ich mich, ob meine gesundheitlichen Beschwerden nicht doch psychischer Natur seien.

Um die Frage nach einer organischen oder seelischen Ursache endgültig für mich persönlich zu beantworten, suchte ich Unterstützung bei einem Psychotherapeuten. Dr. Ohnsorge als Umweltmediziner befürwortete meine Bemühungen in dieser Richtung, auch wenn er mir keine Hoffnungen machte, dass eine Verhaltens- oder Gesprächspsychotherapie meine nachgewiesenen allergischen Reaktionen, meine Schwermetallbelastungen von Blei, Cadmium, Chrom, Nickel und Kupfer sowie die genetischen Defekte im Entgiftungssystem verbessern würden. Richtig, diese schlechten Laborwerte würden sich definitiv nicht „wegreden“ lassen. Aber sicherlich würden mir Gespräche helfen, mit den Einschränkungen und den daraus hervorgehenden Auswirkungen auf mich und meine Mitmenschen umgehen zu lernen. Und ich hätte für mich persönlich Klarheit geschaffen, ob mein Zustand organische oder psychische Ursachen hat. Niemand sollte mir später vorwerfen können, ich hätte nicht alle Möglichkeiten ausgeschöpft.

Dr. Ohnsorge machte mir zu Anfang unserer Zusammenarbeit wiederholt Mut, dass ein Mensch mit dieser verheerenden Krankheit durchaus ein lebenswertes Leben genießen könne und bewies eine unendliche Geduld, mich auf meinem Weg zu begleiten. Mir dagegen fehlte zu diesem Zeitpunkt jegliche Fantasie, wie ich mit diesen unglaublich vielen Einschränkungen und einem daraus geborenen Leben in Isolation Freude am Leben haben könnte. Ich weigerte mich standhaft, die Diagnose bis in ihre tiefste Konsequenz anzunehmen und befand mich tief verstrickt in das Stadium der Verleugnung beim Umgang mit dem Verlust meiner Gesundheit.

Mit der Zeit veränderte sich jedoch etwas in mir. Es schwappte unter dem Selbstmitleid und der Depression damals immer wieder einmal eine unendliche Wut in mir hoch, die sich nach außen richtete. Aber ich zeigte sie nicht. Ich gestatte es mir lediglich, meinem Tagebuch diese „verwerflichen" Gedanken anzuvertrauen.

Tagebuch

Persönlicher Alltags-Hass

Liebes Tagebuch,

ich hasse meinen Alltag, der hauptsächlich von Einschränkungen diktiert wird. Ich hasse diese sportlichen Jogger, Radfahrer und Skater. Jedes Mal führen sie mir meine Einschränkungen überdeutlich vor Augen, wenn ich mich für meine zwanzig Minuten in einem langsamen Spaziergangstempo auf meiner Hausstrecke quäle. Aber ich habe keine wirkliche Wahl. So beiße ich eben die Zähne zusammen und nehme die immer stärker werdenden Muskelschmerzen in Kauf. Ich hasse Treppen und muss notgedrungen Aufzüge mögen. Ich hasse fast-food-essende Menschen, die mir vor Augen führen, dass ich mich immer immer immer allergiefrei ernähren soll. Kein Eis, keine Pommes, kein Stück Kuchen im Café, eben kein mal-schnell-was-geholt oder zur Feier des Tages Essen gegangen – nein, alles will bedacht sein, die Liste der Unverträglichkeiten ist so lang, dass eine Liste der noch verträglichen Lebensmittel wesentlich kürzer ist. Einkaufen geht verhältnismäßig schnell, es sind die immer gleichen biologischen Lebensmittel – da ist die Auswahl ja auch gar nicht so groß. Langeweile und Appetitlosigkeit aufgrund des eingeschränkten Speiseplans sind vorprogrammiert. Ich hasse die Blicke der Menschen beim Einkaufen, wenn ich mich, um mich mit dem Lebensnotwendigen zu versorgen, mit einer Atemschutzmaske schütze. Ich hasse auch beleidigende und diskriminierende Kommentare, wie z.B. ob ich auch eine Knarre dabei hätte, wenn ich an einer Kasse stehe.

Ich hasse das Weggucken und das Abstandhalten der Erwachsenen, als hätte ich eine ansteckende Krankheit, sobald ich mich mit meiner Atemschutzmaske zeige. Die direkten Fragen der Kinder und auch einiger weniger Erwachsener sind da schon ein kleiner Lichtblick. Ich hasse es, mir über die Gesamtbelastung an Aktivitäten pro Tag, Woche und Monat Gedanken machen zu müssen. Spontanität ist ausgeschlossen, der gesundheitliche Preis ist zu hoch. Ich hasse es, bei einer Einladung von Freunden mir mein Essen und Trinken selbst mitzubringen. Nachzufragen, ob sie denn renoviert oder sich neue Möbel gekauft haben. Denn nur bei einem Nein kann ich überhaupt darüber nachdenken, ob ich das Risiko eingehen will. Wenn eine körperliche Aktivität in Form einer Wanderung eingeplant ist, muss ich gleich absagen. Ich hasse Baustellen und renovierungswütige Geschäftsleute. Das bedeutet für mich, dass ich weiter laufen muss, um von A nach B zu kommen, und das Geschäft mindestens sechs Monate meiden muss. Ich hasse mein Gefühl der Überlastung durch die anstehenden Haushaltstätigkeiten. Ich hasse es, wenn ich meine Familie beim Fahrradfahren oder Schwimmen lediglich beobachten kann, weil ich schon wieder erschöpft bin. Ich bewege mich doch so gerne! Ich hasse Menschen, die die Meinung vertreten, ich habe einfach nur einen psychologischen Knacks und bilde mir meine Krankheiten ein. Die mir Antidepressiva oder eine Therapie empfehlen, ohne in meine umfangreiche Krankenakte gesehen zu haben. Ich hasse mich, weil ich durch diese Krankheit meine Familie belaste. Weil ich anscheinend immer noch keine Therapie gefunden habe, die eine wirkliche Besserung meines Gesundheitszustandes bewirkt.

Weil ich mit allen Veränderungen, die diese Krankheiten nach sich ziehen, regelrecht ringe. Ich bin jetzt knapp 40 Jahre alt. Gibt es noch etwas anderes in mir als diese KRANKHEIT?

Ich sah nichts Schönes mehr in meinem Leben, war tief verzweifelt und fühlte mich von aller Welt verlassen. Die Schuld an meiner Erkrankung suchte ich in der Umwelt. Da gab es sicherlich böse Menschen, die mich vorsätzlich vergiftet hatten – irgendwoher musste ich diese Schwermetallvergiftung und meine Überempfindlichkeit wegen Schimmelpilzen und anderen Stoffen ja schließlich haben. Ich war wütend auf die Politik, die die Menschen nicht ausreichend vor chemischen Stoffen schützt. Ich war wütend auf die Gesellschaft, die gegen die Großkonzerne nicht aufbegehrt und sich von der Geldmacht immer wieder mit schönen Argumenten in die Irre führen lässt. Es war leicht, die Verantwortung an andere abzugeben und mich als Opfer der äußeren, von mir selbstverständlich nicht beeinflussbaren Umstände zu fühlen. Diese Wut-Phase wechselte sich in meiner Erinnerung immer wieder mit der Phase der Verleugnung, der Verhandlung und der Depression ab oder trat sogar manchmal gleichzeitig auf. Ich fühlte mich lange Zeit wie in einem Teufelskreis gefangen – es gab einfach keinen Ausweg!

Atempause

Setzen bzw. legen Sie sich bequem hin und legen Sie eine Hand auf die Brust, die andere auf den Bauch. Atmen Sie tief durch die Nase ein – und zwar so, dass sich Ihre Hand auf dem Bauch hebt, während sich Ihre Hand auf der Brust kaum bewegt. Atmen Sie langsam ein und zählen Sie dabei leise (oder unausgesprochen) bis drei. Beim Ausatmen zählen Sie langsam bis vier und achten darauf, wie sich Ihre Hand auf dem Bauch langsam senkt. Vor dem nächsten Atemzug eine kurze Pause einlegen. Die Übung danach für einige Minuten wiederholen.

Über meine verschiedenen, sehr heftigen depressiven Phasen, die oft einige Tage bis Wochen anhielten, gibt es keine Tagebuchaufzeichnungen. Das ist sicherlich gut so. Es waren schrecklich Zeiten. Nichts und niemand konnten mich aufheitern, mich aus meiner Gleichgültigkeit befreien. Mir war meine Lebensfreude völlig abhanden gekommen. Ich verkroch mich, wann immer es ging, in meiner Wohnung und vermied den Kontakt zu anderen Menschen. Zudem bemitleidete ich mich selbst und war wütend auf meine Freunde und meine

Familie, die sich aus meiner Sicht überhaupt nicht um mich kümmerten. Gleichzeitig war ich tieftraurig darüber, dass ich mein bisheriges Leben aufgeben musste. Ich war ganz und gar in der Opferhaltung gefangen und nicht nur einmal wünschte ich mir ernsthaft, endlich sterben zu können, damit mein Leiden ein Ende hat.

Ich denke, ich sollte hier den Begriff der Depression genau unterscheiden: Ich spürte eine große Traurigkeit in mir über den Verlust meiner Gesundheit. Diese Traurigkeit kam immer wieder, weil mir meine Situation so ausweglos erschien. Hier ist die Bezeichnung Depression im medizinischen Sinne vermutlich schon angebracht. Es ist allerdings ebenso wahr, dass ich gleichzeitig aufgrund von chemischen Expositionen starke depressive Symptome hatte. Diese waren und sind jederzeit kurzfristig reproduzierbar sobald ich mit unverträglichen chemischen Stoffen oder Schimmelpilzen in Kontakt komme. Dann hilft nur abwarten und nach ein paar Tagen ist es wieder besser. Es ist durchaus möglich, dass ich z.B. meine damalige Wohnumgebung nicht vertrug und so dauerhaft diesen depressiven Zustand hervorrief. Heute gehe ich teilweise davon aus. Damals war es für mich völlig unwichtig, denn meine Situation fühlte sich einfach nur schrecklich an. Ich jammerte viel meiner verlorenen Bewegungsfreiheit nach, ignorierte ärztliche Empfehlungen und wollte mich lange nicht mit den Einschränkungen abfinden. Denn Sachverhalte wirklich zu akzeptieren, sie innerlich fühlend anzunehmen oder aus einer emotionalen Distanz heraus Briefe an Institutionen und Ämter zu schreiben, waren für mich zwei völlig verschiedene Welten. Ich schottete mich von der ganzen furchtbaren Tragweite meiner Erkrankung gefühlsmäßig ab und betrachtete mich eher aus der Ferne. Mit mir hatte das lange Zeit alles eigentlich nichts zu tun.

Ich hoffe, Sie haben einen möglichst knappen und dennoch umfassenden Einblick in mein Leben mit den Multisystemerkrankungen MCS und ME/CFS gewonnen. Meine standhafte Weigerung, mich mit meinen unheilbaren Erkrankungen abzufinden und mich in absolute Isolation zu begeben, hat mir rückblickend gut getan. Denn dieser Widerstand eröffnete mir den Blick für alternative Heilungswege, die sonst nicht den Weg zu mir gefunden hätten.

Lichtblicke

Es gab durchaus lichtvolle Momente in meinem sonst so dunklen Leben, die mir einen Weg zur möglicherweise vollkommenen Gesundheit offenbarten – so keimte zumindest die Hoffnung in mir. Ich beschäftigte mich mit Schamanismus, war begeisterte Schwitzhüttengängerin sowie Wassergießerin und hatte mittlerweile eine Ausbildung in schamanischen Heilweisen abgeschlossen. Die unterschiedlichen Methoden hatten mich auf meinem Weg vorangebracht und mir einen ersten Zugang zu meinen Gefühlen und mir selbst geschenkt.

Dem Schamanismus begegnete ich im Jahr 2005 über Hermann Strohmeier durch eine Schwitzhütte. Jörg und ich waren damals auf der Suche nach einer für uns stimmigen Heirats-Zeremonie. Eine Hochzeits-Schwitzhütte erschien uns spontan dem besonderen Anlass angemessen und durch die kraftvolle Erfahrung, die wir dort machen durften, war meine und unsere Leidenschaft für Schwitzhütten geweckt.

Die Schwitzhütte ist durch nordamerikanische Ureinwohner nach Europa gebracht worden. Ich lernte sie in der Tradition der Lakota-Indianer kennen: eine Halbkugel aus Haselnuss- oder Weidenstäben wird mit Wolldecken bedeckt, so dass die Teilnehmer in absoluter Dunkelheit auf der Erde sitzen. In der Mitte befindet sich eine Mulde, in welche die in einem großen Feuer außerhalb der Schwitzhütte erhitzen Steine gelegt werden. Der Wassergießer oder die Wassergießerin gießt in jeder der vier Runden Wasser auf die glühenden Steine. Der entstehende Dampf trägt die Gebete des Kreises direkt zum Großen Schöpfer. Während der Runden werden Lieder gesungen, Geschichten gehört und allgemeine wie auch persönliche Gebete gesprochen. Eine Schwitzhütte kann durch die Dunkelheit, die Enge und die Hitze eine Grenzerfahrung für die Teilnehmer sein – dies ist durchaus beabsichtigt, denn in den meisten Fällen beginnt der Mensch erst dann, sein Ego loszulassen. Dies ist jedoch die Voraussetzung, um eine starke Verbundenheit mit allen Wesen um uns herum erfahren zu können. Beendet wird das Ritual mit einem gemeinsam Essen und der Gelegenheit zum Austausch der gemachten Erfahrungen.

Lesetipp

Das Kapitel „Symbolik der Schwitzhütte" aus „Die Schwitzhütte" von Gerhard Popfinger

Meine Gebete in der Schwitzhütte bargen eine Kraft, die mich immer wieder in Erstaunen versetzte. Eine klare Zielformulierung, ein unbeirrbarer Wille und tiefe emotionale Verbundenheit ließen große Veränderungen entstehen, wenn ich nach dem Aussprechen alle Gebete losließ und vertrauensvoll auf ihre Erfüllung wartete. Als besonders wichtig stellte sich heraus, klar in den Formulierungen zu sein. Ich wünschte einmal, dass meine Eltern ihren eigenen Weg gehen, weil sie sehr heftige und sehr verletzende Auseinandersetzungen miteinander hatten. Sie trennten sich – wenn auch nur für einige Wochen. So hatte ich mir das damals allerdings nicht vorgestellt. Meine Erkenntnis war, meine Gebete möglichst genau zu formulieren, sonst können die Ergebnisse überraschend und auf den ersten Blick verwirrend sein.

Es war ein sehr schwerer Verlust, als mein Arzt Dr. Ohnsorge mir verbot, weiterhin in die Schwitzhütte zu gehen. Schwitzen war damals für meinen Körper viel zu anstrengend, denn durch die große Hitze – das gilt auch für Saunabesuche – werden automatisch in den Zellen eingelagerte Schadstoffe frei, die starke entzündliche Reaktionen in meinem Körper hervorriefen. Nach einigen im wahrsten Sinne des Wortes erschöpfenden und schmerzhaften Schwitzhüttengängen hatte ich mich mit dem Verbot abgefunden – aber meine Seele trauerte lange Zeit und tut dies auch heute noch gelegentlich.

Als zweite für mich wichtige schamanische Methode begleitet mich seit April 2006 die schamanische Reise oder manchmal auch Anderswelt-Reise genannt. Sie findet grundsätzlich im Wachbewusstsein statt, so dass ich jederzeit einen freien Willen habe. Dies war für mich wichtig, da ich durch meine Missbrauchserfahrung enorme Schwierigkeiten hatte, mich in einen entspannten Zustand zu begeben. Durch das monotone Schlagen einer Trommel werden automatisch beide

Gehirnhälften synchronisiert und der Zugang zu einer anderen Bewusstseinsebene erleichtert. In dieser anderen Wirklichkeit nehme ich als Reisende Kontakt mit meinen Hilfsgeistern (Krafttiere oder Helfer in menschlicher Gestalt) auf, die Heilung, Unterstützung und Informationen für mich und meine Familie bereithalten. Ich nutzte diese Methode anfangs in aller erster Linie für meine persönliche Entwicklung.

Die Anderswelt oder Traumzeit, wie die nichtalltägliche Wirklichkeit auch genannt wird, wird, wie die Autorin Sandra Ingermann beschreibt, in schamanischen Überlieferungen dreigeteilt dargestellt. Es gibt eine Untere Welt, eine Obere Welt und eine Mittlere Welt. Die Untere Welt ist sehr erdverbunden und führt als Portal z.B. durch einen Tunnel in die Erde hinein. Die Landschaft der Unteren Welt zeichnet sich durch Berge, Wüsten, dichte Wälder und Graslandschaften aus. Hier lebt in der Regel das eigene Krafttier. Im Gegensatz zur Unteren Welt wirkt die Obere Welt ätherisch, hell und strahlend. Als Portal taucht hier oft eine Nebel- oder Wolkenschicht auf und als Gefühl wird ein grenzenloses Universum erlebt. Dort lebt in der Regel der Lehrer in menschlicher Gestalt. Die Mittlere Welt ist gleichzusetzen mit der spirituellen Dimension unserer physischen Alltagswelt, der alltäglichen Wirklichkeit. Hier kann man z.B. mit dem Wesen von Tieren, Felsen, Pflanzen oder Elementargeistern sprechen.

Tagebuch

Reise zu meinem Krafttier

Liebes Tagebuch,

ich gehe zu meinem Einstieg, das ist eine Höhle in der Fränkischen Schweiz. Ich gehe in diesen engen Spalt und es wird dunkel um mich herum. Plötzlich falle ich kopfüber in die Tiefe. Ich drehe mich um meine eigene Achse und falle immer tiefer. Unten angekommen ist es dunkel um mich herum. Ich fühle, ich bin ein Vogel. Ich fliege und stoße einen gellenden Pfeifton aus. Ich habe braune Federn. Ich sitze plötzlich vor einem Nest mit Jungvögeln und gebe ihnen etwas zu fressen. Vorher dachte ich, ich sei eine Krähe, nun weiß ich plötzlich mit einer inneren Klarheit, dass ich ein Greifvogel bin – ein Bussard oder ein Falke. Ich frage den Vogel, ob er mein Krafttier ist und was ich für ihn tun kann. Er möchte ein Stück Fleisch haben. Ich gebe ihm dieses. Mittlerweile sitzt der Vogel auf meinem Arm, er hatte eine Kappe über den Augen, die ich entfernte, als ich das Fleisch anbot. Dann frage ich den Vogel, was er mir geben kann. Der Greifvogel stürzt sich plötzlich vom Himmel pfeilgerade und rasant schnell in die Tiefe auf ein Ziel zu. Es ist für mich klar, dass dieser Vogel mein Krafttier ist und lasse mich von ihm zu meinem Kraftplatz in der Anderswelt führen. Nun sitzt er auf einem exponierten Ast und blickt in die Ferne. Ich sitze unter diesem Baum, der am Rande einer steil abfallenden Felswand steht und blicke ebenfalls in die Ferne. Mit der Zeit wird mir langweilig und ich betrachte den Vogel genauer. Er hat einen starken, gelben, nach unten geschwungenen Schnabel und stechende dunkle, klare Augen. Sein Kopf ist braun gefiedert. Seine Krallen sind gelb. Die

Federn auf der Brust sind weiß und braun gestreift. Nun ist mir endgültig klar, dass es ein Bussard ist. Der Vogel blickt stolz und majestätisch auf sein Jagdgebiet. Dann werde ich von der Trommel wieder in die Alltagswelt zurückgerufen.

Krafttiere aus der nichtalltäglichen Wirklichkeit begleiten uns als Schutzgeister auf unserem Weg und machen uns zudem auf Qualitäten aufmerksam, die wir ausbilden sollten. Der Bussard steht nach Regula Meyer zusammengefasst beispielsweise für folgende Botschaft: Er rät mir, mich der Kraft meiner Evolution bewusst zu werden. Evolution bedeutet Entwicklung und Entwicklung ist die Hauptaufgabe jedes Menschen hier auf der Erde. Der Bussard macht mich darauf aufmerksam, mein Leben aus der nötigen Distanz immer wieder zu durchstreifen, um die Muster zu verstehen und zu durchschauen. Der Bussard zieht stundenlang in großer Höhe Kreise, um seine Nahrung aus seinem Lebensraum zu beziehen. Nur so ist es mir möglich, meine Entwicklung auf dem Wissen und Können aufzubauen, das ich bereits erworben habe.

Ein Krafttier macht den Menschen vom schamanischen Standpunkt aus gesehen grundsätzlich widerstandsfähiger gegenüber Krankheiten. Krankheiten sind in dieser Weltanschauung meistens Krafteindringlinge, die nicht zum Körper dazu gehören. Wenn der Mensch durch die Unterstützung und den Schutz seines Krafttieres kraft-voll ist oder wieder geworden ist, können Eindringlinge von außen besser abgewehrt werden. Weitere schamanische Heilmethoden wie die Seelenrückholung oder Seelenextraktion arbeiten immer auf der Grundlage der schamanischen Reise und haben die Wiederherstellung der Ganzheit des Menschen im Blick. Diese Methoden habe ich etwas später ebenfalls erlernt und sie bieten mir heute eine wertvolle Möglichkeit, auf schamanischem Wege anderen Menschen zu helfen.

Ich persönlich empfand die Begleitung und den Schutz durch Krafttiere als sehr hilfreich. Je mehr ich mich mit der Symbolsprache der Tiere beschäftigte, umso mehr hatte ich das Gefühl, dass ich auch bei Spaziergängen Botschaften von Tieren erhielt. Meine Aufmerksamkeit wurde von ihnen geradezu angezogen, wenn es für meine Entwicklung wichtig war. Ich machte es mir zur Gewohnheit, in schwierigen Situationen meine Krafttiere um Hilfe zu bitten. Sie haben mich nie enttäuscht. Oft genug erhielt ich körperliche Kraft, wenn meine Reserven schon aufgebraucht waren und ich nicht mehr wusste, wie ich die Situation meistern sollte. Auch Ruhe und Gelassenheit konnte ich spüren und nicht zuletzt gaben mir meine Krafttiere auch auf gesundheitliche Fragen klare, wenn auch in der Regel ungewöhnliche Antworten. Es lohnte sich immer für mich, den Empfehlungen aus der nichtalltäglichen Wirklichkeit bzw. der geistigen Welt zu folgen.

Natürlich war ich am Anfang sehr skeptisch, ob die wahrgenommenen Bilder nicht einfach nur meiner Einbildung entsprangen. Ich durfte bei einer der Übungen aber feststellen, dass die Bilder in meinem Kopf tatsächlich der Realität entsprachen. Meine erste Reise in die Mittlere Welt während meiner schamanischen Ausbildung bei Hermann Strohmeier von Lebenskreise e.V. beinhaltete eine interessante Aufgabe für die Skeptiker unter uns. Es galt einen Edelstein auf einem abgegrenzten Gelände im Garten zu finden. Natürlich war ich erst mal kritisch, habe aber meine Zweifel auf die Seite stellen können und war sehr überrascht von dem Ergebnis. Es gelang mir während meiner schamanischen Reise innerhalb des Gruppenraumes, den Ort des Edelsteines im Garten wahrzunehmen. Nach Beendigung der Reise konnte ich meine Bilder in der Alltagsrealität bzw. im Garten sofort überprüfen. Es funktionierte tatsächlich, ich fand den Edelstein an einer versteckten Stelle im aufgeschichteten Holz und war tief beeindruckt!

Lesetipp

Das Kapitel „Einbildung oder Wahrheit“ aus „Die schamanische Reise“ von Sandra Ingermann

Ein großes Leuchtfeuer in meiner seelischen Dunkelheit war meine Visionssuche bei Arthur Dorsch und Christine Neubauer-Dorsch von InnerNature im Juli 2007 – eine weitere überaus kraftvolle schamanische Technik. Dort hatte ich ein weiteres wunderbares Erlebnis, das mich mit der tatsächlichen

Kraft der geistigen Welt erneut in Kontakt brachte. Ich hatte damals große Angst, als ich mich einer inneren Stimme folgend für dieses schamanische Übergangsritual anmeldete. Nacht für Nacht wachte ich schweißgebadet auf und zweifelte stark an meinem Entschluss, für vier Tage und Nächte alleine in und mit der Natur in einem kleinen Steinkreis auszuharren – ohne Essen, ohne Zelt und nur mit etwas Wasser. Allein auf mich zurückgeworfen, sodass ich mir selbst nicht mehr ausweichen konnte. Tief sitzende Ängste tauchten in mir auf und nahmen sich ihren Raum. Dennoch, meine innere Stimme forderte mich klar und deutlich zur Visionssuche auf und ich folgte ihr. Nichtwissend was da so wirklich auf mich zukommen würde.

Meine Ängste waren ständige Begleiter während der Visionssuche, vor allem nachts, wenn ich auf meiner Isomatte im dunklen Wald lag. Es regnete und stürmte in diesem Sommer mehr als gewöhnlich. Zudem war es verhältnismäßig kalt. Am zweiten Tag fiel neben meinem Platz ein riesiger Ast von „meiner“ Buche und landete direkt neben meinem Steinkreis. Dieser schwere Ast hätte mich wirklich ernsthaft verletzen können. Neben einem riesigen Schreck förderte er meine inneren Ängste noch verschärfter zutage. An Schlafen war in der darauffolgenden stürmischen Nacht nicht zu denken. Die Windböen kamen in Abständen, wie Wehen bei einer Geburt. Ich wehrte mich gegen die Angst und als ich mich am Boden des Waldes liegend endlich meinen innerlichen wie äußerlichen Stürmen hingab, wurde ich mit jeder Faser meines Körpers erneut geboren. Statt die erforderlichen vier Tage in meinem Steinkreis zu verbringen, kehrte ich am Morgen des dritten Tages zu Arthur und Christine auf den Bauernhof zurück. Meine innere Stimme sagte laut und deutlich: GENUG. Rückblickend eine weise Entscheidung, denn vier Tage nichts essen, wenig trinken und so gut wie keinen Schlaf, war für meinen Körper eine Herausforderung. Die beiden Seminarleiter verstanden es, mich trotz meiner Rückkehr in die Alltagsrealität in den Sphären der Visionssuche zu belassen. Ich verlebte die zwei restlichen Tage in Stille, aß und trank wieder regelmäßig und war viel mit mir alleine. Das tiefe Erlebnis der Einheitserfahrung am dritten Tag meiner Visionssuche rundete das göttliche Geschenk ab und zeigte mir einmal mehr, dass ich genau das Richtige für mich getan hatte: meiner inneren Stimme und Wahrheit zu folgen.

Tagebuch

Willkommen daheim

Liebes Tagebuch,
ich packe meine Sachen und verlasse voller Dankbarkeit und mit Wehmut meinen Steinkreis. Ich laufe den kurzen Weg bis zur Wiese und es ist keiner da. Da sind sie wieder, die Zweifel: War es die richtige Entscheidung? Ich gehe hinunter zum Hof und es ist ein schwieriger Gang. Immer wieder singe ich mein Lied, das mir während der Visionssuche geschenkt wurde, und

sage meinen Visionsspruch auf. Ich stehe im Hof, Christine kommt mir entgegen: „Willkommen daheim." Ich weine, ich weiß, ich habe auf mein Herz gehört und das Richtige, das Stimmige für mich gemacht. Auch Arthur nimmt mich zur Begrüßung in den Arm. Es beruhigt mich, dass es sich für ihn stimmig anfühlt, dass ich schon wieder da bin.

Der restliche Tag vergeht mit DA-SEIN. Ich bin ganz in meiner Mitte, suche weiterhin das Alleinsein und die Ruhe. Ich genieße es, mich zu spüren. Ich schlafe, dusche, meditiere, gehe spazieren, trinke Tee, esse einen ersten Apfel, Kartoffeln mit Quark, beobachte die Katzen. Alles Schauen und Handeln ist eine Offenbarung, weil es aus einer Haltung der LIEBE heraus geschieht – LIEBE zu mir selbst. Ich esse ein bisschen Honig und schmecke die Süße, werde gleichzeitig zur Biene, die zur Blüte fliegt und den Nektar einsammelt. Immer wieder singe ich mein Lied. Ich spüre meinen Körper. Mir fällt auf, dass ich in den Bauch atme, einfach so. Ich bin bei mir! Ein Geschenk des GROSSEN GEISTES. Ich bin da und alles ist gut. Aspekte meines Lebens breiten sich vor mir aus und ich nehme sie an. Ich staune über das filigran gewebte Netz der großen Weisheit. Ich schlafe unter der Plane, da es mir im Heuboden zu eng ist. Ich will die Natur um mich haben. Alles ist vollkommen und voll mit Schönheit. Ich liebe mich aus vollstem Herzen und gleichzeitig alles um mich herum. Ich bin Energie, mein Bewusstsein kreiert meine Umwelt – wir sind alle eins. Ein phantastisches Gefühl, es lässt sich schwer in Worte fassen.

Ein paar Tage nach meiner Visionssuche bemerkte ich, dass ich inmitten einer gemähten Wiese im Hochsommer sitzen konnte, ohne den geringsten Anflug meines bis dahin wohlbekannten und gefürchteten Heuschnupfens mit zunehmenden Atembeschwerden. Das erste „Wunder" meines Lebens. Viel zu groß, um es in seiner Tiefe damals wirklich zu begreifen, wie ich Jahre später erstaunt und auch beschämt feststellte. Und dennoch war ein weiteres Samenkorn gelegt: Ich hatte Gesundheit „geschmeckt". Diesmal durch eine eigene leibhaftige Erfahrung, nicht durch das Lesen einer wahren Geschichte.

Lesetipp

Das Kapitel „Langzeitwirkung der Visionssuche" aus „Vision Quest" von Sylvia Koch-Weser und Geseko von Lüpke

Ich will hier darauf hinweisen, dass ich diese Erfahrung vor meiner Zusammenarbeit mit Dr. Ohnsorge machte und mich mit den Details meiner Erkrankung bis zu dieser Zeit noch nicht auseinandergesetzt hatte. Fasten über einen längeren Zeitraum oder auch andere Entgiftungsmaßnahmen für den Hausgebrauch sind bei MCS (Multiple Chemical Sensitivity) mit äußerster Vorsicht anzuwenden. Denn diese Maßnahmen fördern die Mobilisation von Schadstoffen im Körper, was diverse Entzündungsreaktionen hervorruft. Daher sollten solche Maßnahmen nur in Absprache mit einem behandelnden Arzt durchgeführt werden.

Rückblickend denke ich, dass diese Erfahrung von vollkommener Gesundheit bezüglich meiner Pollenallergie, die im Tagebuchauszug beschriebene Schönheit und das Gefühl des Eins-Seins mit allem um mich herum am Eindrücklichsten für mich waren. Die Visionssuche war wie ein weiterer Schritt hin zu mir selbst, hin zu mehr Liebesfähigkeit für mich selbst, hin zu mehr Vertrauen in mich und meine Umwelt, hin zu mehr Verbundenheit mit dem Göttlichen – welchen Namen das Göttliche auch immer trägt. Es waren keine großen Veränderungen, die ich in meinem Alltag sofort wahrnehmen konnte. Vielmehr spürte ich hier oder dort mehr Aufmerksamkeit und Achtsamkeit für meine Bedürfnisse, für die Bedürfnisse meiner Mitmenschen und der Natur mit ihren Lebewesen. Und nicht zuletzt war die Erinnerung an diese so wunderbaren Tage kraftspendend für weniger angenehme Tage.

Neben dieser schamanischen Arbeit sah ich mich dennoch nach weiteren Möglichkeiten um. Mein Gesundheitszustand verschlechterte sich zunehmend und da war es für mich nur folgerichtig, weitere Alternativen auszuprobieren.

Durch meinen Mann Jörg bekam ich Kontakt mit der CreativPower®-Methode von Dr. Franz Minister. Ziel dieser Methode ist die Vermittlung einer Problemlösungstechnik, die außerordentlich alltagstauglich ist, weil sie schnell und überall eingesetzt werden kann. Neben der verstandesmäßig erarbeiteten Lösung eines Problems mit dem Schwerpunkt auf Willen, Ziel und Fokus wurde mein Blick nun auf die sogenannte kreative Möglichkeit einer Problemlösung gelenkt. Durch eine Entspannungstechnik bekam ich Zugang zu meiner kreativen Seite, die mir überraschende Lösungen meines Problems zeigte. Auch die Bewertung meiner Ausgangslage veränderte sich durch diesen neuen Blickwinkel, sodass bisher schwierige Probleme plötzlich einen Sinn machten und ein Prozess zur Lösung wie selbständig in Gang kam. Wichtig war dabei immer die gefühlte Erfahrung. Nun hatte ich mich ja durch mein bisheriges Leben dazu entschieden, meine Gefühle abzuschalten oder auszublenden. Es war ein harter und steiniger Weg, wieder in meine Gefühlswelt einzutauchen. Ängste wollten von mir in ihrem gesamten Ausmaß gefühlt werden – das ist alles andere als angenehm. Daher zweifelte ich nicht nur einmal daran, dass dieser Weg im Endeffekt meiner Heilung dient. Im Außen sah dies auch lange Zeit nicht so aus. Ich hatte aber glücklicherweise eine starke Disziplin und so hielt ich einige Jahre durch. Denn es gab neben den eher unschönen Erfahrungen – wenn ich sie denn mal bewerten will – auch durchaus wunderbare Erlebnisse. Beispielsweise Lebensfreude zu fühlen, ist einfach nur toll! Heute weiß ich, dass diese intensive Phase von CreativPower® ebenfalls ein wichtiger Schritt war, hin zu mir selbst und hinein in meine Gefühlswelt. Menschliches Leben ist laut Dr. Franz Minister ein Prozess, der nicht kontrollierbar ist, sondern nur erfahrbar – also will es gefühlt werden. Außerdem fand ich es spannend, im

Laufe der Zeit Techniken für das luzide, also das bewusste Träumen zu erlernen.

Nachdem ich intensiv in die schamanische und in die mentale Welt eingetaucht war, begann ich mich zu fragen, ob es nicht auch Hilfestellung beispielsweise bei meiner zunehmend eingeschränkten Ernährungsweise geben könne. Ich fand auch einen für mich funktionierenden Ansatz bei der Heilerin Mirjam Endter. Die geistigen Übungen der Chakraharmonisierung und spezielle Meditationen halfen mir, Lebensmittel, auf die ich mit körperlichen Reaktionen wie Durchfall oder Blähungen reagierte, zumindest zeitweise wieder beschwerdefrei essen zu können. Allerdings musste ich diese Übungen konsequent täglich durchführen. Wenn ich außerdem die dahinterliegenden körperlichen und seelischen Verknüpfungen bearbeitet und gelöst hatte, stellten sie erstmal keine Schwierigkeit mehr für meine Gesundheit dar. Ich war wirklich fasziniert – einerseits. Andererseits kosteten mich diese geistigen Übungen damals viel Zeit und Kraft und so ließ ich sie im Laufe der Zeit wieder einschlafen. Dennoch waren sie ein Lichtblick, denn nach Jahren endlich wieder einfach ein Eis essen zu können – der Genuss ist kaum zu beschreiben. Auch das war ein Teil von neu zurückgewonnener Lebensqualität.

Ein Nebeneffekt der vielen geistigen Übungen war die zunehmende Stärkung meines Vertrauens. Ich baute ganz langsam ein bisschen Vertrauen zu mir selbst auf und auch zu meinen Mitmenschen. Dies konnte ich allerdings erst mit einem gewissen zeitlichen Abstand wahrnehmen.

Tagebuch

Vertrauen blitzt auf

Liebes Tagebuch,

meine regelmäßigen Meditationen zum Ausgleich und zur Stärkung meines Nabelchakras ermöglichen mir eine besondere Erfahrung. Nach dem sexuellen Missbrauch durch einen Hypnosetherapeuten und Lehrbeauftragten während einer Sitzung war es bisher äußerst schwer bis unmöglich für mich, mich während einer liegenden therapeutischen Sitzung bei einem Physiotherapeuten oder Arzt zu entspannen. Mein ghanaischer Osteopath macht mir durch seine Art der Behandlung – einfühlsam und distanziert – ein großes Geschenk: Vertrauen. Vertrauen in seine Fähigkeiten, auch wenn ich keine Ahnung habe, welche Methoden er wofür verwendet. Ich beobachte jedoch körperliche, seelische und geistige Veränderungen an mir und erhalte auch von der Liebe meines Lebens entsprechende Rückmeldungen. Vertrauen aber auch in ihn als Mann – egal wie er meine Muskeln massiert oder dehnt, er fokussiert sich auf meine Beschwerden. Was er energetisch in Bewegung bringt, fühle oder bemerke ich an Bildern und Gedanken, die mir durch den Kopf schießen. Ich bin so dankbar für die vielen Tränen, die ich aus Erleichterung, Glücksgefühl und vor seelischen wie körperlichen Schmerzen weinte.

Durch dieses zunehmende Vertrauen vor allem in mich selbst, konnte ich immer mehr meine Aufmerksamkeit auf meine aktuelle Gefühlswelt richten. Das war für mich ein Lichtblick, auch wenn es sich auf den ersten Blick seltsam anhört. Denn ich gewann zu meiner vorherrschenden depressiven Stimmung, die sich in schlechter Laune und vor allem endloser Traurigkeit zeigte, immer wieder andere Emotionen. Ich fühlte nach Jahren zum Beispiel endlich wieder Wut – was mich anfangs in Angst versetzte. Für mich ist diese Emotion heute nicht mehr negativ belegt – im Gegenteil. Ich durfte erleben, wie heilsam verträglich ausgelebte Wut sein kann und war sehr erstaunt, was für eine Kraft sich hinter dieser Emotion verbergen kann.

Tagebuch

Wut
macht sich breit

Liebes Tagebuch,

nach meinen anfänglichen Tränen spüre ich immer häufiger Wut. Dieses Gefühl macht sich in meinem Bauch breit und ich weiß nicht, wie ich damit umgehen soll. Und jetzt stehe ich da, werde wütend und weiß nicht, wie ich mich abreagieren kann. Joggen wäre eine Idee, aber ich soll mich ja nicht so schnell bewegen. Soll ich mich daran halten? Kann ich Wut auch singen oder malen? Kommt mir reichlich komisch vor. Empfohlen wird Bewegung, schreien, trommeln, boxen. Das scheinen mir alles praktikable Methoden zu sein. Warum aber taucht dieses Gefühl auf und was will es mir mitteilen? Das werde ich vermutlich erst herausfinden, wenn ich meiner Wut freien Lauf lasse und sie nicht unterdrücke. Oder mich von ihr ablenke. Also wage ich es, mir meine Wut genauer anzuschauen.

Ein Versuch: Heute bin ich wütend, weil ich so eine verkorkste Persönlichkeit bin. Ich blicke auf mein Leben zurück und frage mich, was mich dazu gebracht hat, so verkorkst zu sein. Es erscheint mir unfassbar, dass ich mich dazu selbst entschieden haben soll. Was für einen Nutzen soll mir das bringen? Und ohne Nutzen, der dabei herausspringt – das geht doch gar nicht. War ich wirklich so bescheuert? Bin ich es immer noch? An welcher Kreuzung bin ich falsch abgebogen? Ist es wichtig, zu dieser Kreuzung zurück zu reisen? Vielleicht fördert es mein Verständnis für mich selbst, aber hilft es denn auch? Ist es nicht viel wichtiger, mich zu fragen, wie es mit mir weitergehen soll? Definiere ich mich nur über Krankheit? Gibt es denn nicht noch andere Themen, die mich ausmachen? Was könnte das sein?

Fragen über Fragen und ehrlich gesagt, lenken mich diese Fragen von meiner Wut ab. Ich bin wütend auf Menschen, die mir mein Selbstbild nehmen, die mir sagen, dass ich mit der Multisystemerkrankung anders umgehen soll als ich es tue. Menschen, die eine ganz unkomplizierte Entgiftung der Leber nach einem Hausmittelrezept vorschlagen. Sie zerstören die Komplexität meines Krankheitsbildes, meines Selbstverständnisses, mein Wissen um die verflochtenen körperlichen Zusammenhänge und Vorsichtsmaßnahmen. Abge-

sehen davon, dass diese Menschen keinerlei Interesse am umfassenden Krankheitsbild von MCS haben. Sie wollen es auch gar nicht wissen, denn diese Krankheit macht ihnen scheinbar Angst. Und ich weiß: So einfach ist es nicht! Ich kämpfe seit Jahre für die Anerkennung, dass ich mir meine Krankheit nicht einbilde, dass ich keine Somatisierungstendenz habe – also keinen Hang und keine Neigung dazu habe, psychische Konflikte, Störungen oder Erkrankungen in körperliche Störungen (Organerkrankungen) umzuwandeln. Ich bin so wütend, dass ich so wenig Unterstützung bei der Anerkennung von MCS erhalte. Ich habe doch so schon so wenig Kraft, verdammt!

Und wenn es doch richtig ist, dass ich mir die Krankheit einbilde? Haben meine Gedanken so eine Kraft? Ich kenne die Antwort… Ja, meine Gedanken haben solch eine Kraft. Aber nicht so, wie die Psychiater das gerne verstehen. Ich bilde mir diese Krankheit nicht ein, schließlich gibt es die entsprechenden Laborwerte wirklich schwarz auf weiß. Aber ich habe durch meine mich selbst krankmachenden Gedankenstrukturen und Glaubenssätze Voraussetzungen dafür geschaffen, dass ich beispielsweise in ungesunden Wohnungen gelebt habe. Dass ich mich ungesund ernährt habe. Dass ich mir ungesunde Rahmenbedingungen zum Arbeiten ausgesucht habe. Ich bin so wütend auf mich selbst, dass ich früher nicht selbstbewusster und liebevoller zu mir gewesen bin. Stattdessen lieber angepasst gelebt habe. Bloß nicht auffallen! Huarrgh, ich könnte echt kotzen!

Aber nicht nur auf der Gefühlsebene erlebte ich Lichtblicke. Auch mein Denken brachte mich weiter. Immer wieder beschäftigten mich die Fragen: „Wer bin ich?“, „Was ist der Sinn meines Lebens auf dieser Erde?“ und „Warum mache ich ausgerechnet diese Erfahrung?“. Hörte ich in diesen Fällen auf meine flüsternde innere Stimme, bekam ich leise Antworten, die mir in manchen Fällen verstandesmäßig unklar waren und gegen die ich neben deren gefühlter inhaltlicher Wahrhaftigkeit eine tiefe Abneigung verspürte, da ich die Konsequenzen scheute. Aber ich ließ nicht locker, etwas in mir wollte die Fragen beantwortet haben und aus der Erfahrung lernen. So suchte ich mir Buch um Buch, um einer Beantwortung näher zu kommen, denn in der Regel war mein Gefühlszugang noch nicht so ausgeprägt und klar, dass ich darauf vertraute. Ich wollte dies alles lieber mit meinem Kopf und meinem Verstand verstehen. Da ich schon als Kind viel gelesen hatte und ich diese Art der Auseinandersetzung mit einem Thema sehr mag, wählte ich diesen Zugang zu weiteren und für mich neuen Informationen. Es würde den Rahmen sprengen, alle Bücher aufzuführen, die ich in diesem Zusammenhang las. Und ehrlich, ich kann mich nicht an alle erinnern. Diejenigen, die mir im Gedächtnis blieben, finden Sie in der umfangreichen Literaturliste am Ende des Buches.

Trotz der Lichtblicke wechselten sich die Stadien „Verleugnung“, „Wut“, „Verhandlung“ und „Depression“ des Verlustes meiner Gesundheit ständig ab – manchmal täglich. Besonrders folgende Fragen beschäftigten mich intensiv: „Warum bin ich so krank?“, „Was habe ich falsch gemacht?“ und „Worauf wollen mich die verschiedenen Symptome aufmerksam machen?“ Und auch wenn es komisch erscheint, so schwer mir die Auseinandersetzung mit den Worten von Ruediger Dahlke und Louise Hay fielen, sie waren dennoch ein Lichtblick. Denn etwas in mir ahnte, dass eine Besserung meiner Beschwerden mit den seelisch-geistigen Gründen zu tun hat und jede Form, die mich einem Verständnis dessen näher brachte, war ein Lichtblick in der Dunkelheit.

Tagebuch

Symptomatische Symbolsprache

Liebes Tagebuch,

puh, wenn ich Dahlke und Hay lese, um den seelisch-geistigen Gründen meiner vielfältigen Krankheiten auf den Grund zu kommen, wird mir ganz anders. Schon allein die Menge an unterschiedlichen Aussagen macht mich konfus. Aber gut, dann konzentriere ich mich erst mal auf die wesentlichen und großen Beschwerden. Irgendwo muss ich ja anfangen…

MCS selbst ist zu speziell, das finde ich nirgends. Grundlage ist jedoch eine Schwermetall- und Bleivergiftung. Dahlke beschreibt dazu auf der Symptomebene eine Blockade der körperlichen Regelkreise. Das bedeutet, dass das Zusammenspiel der einzelnen „Abteilungen“ immer schlechter funktioniert, was sich mit Nervosität, Überempfindlichkeit, Vergesslichkeit, Erschöpfungszuständen, Darmproble-

men und vegetativen Problemen äußert. Außerdem ist die Struktur meines eigenen Lebens gefährdet, da der Fluss meiner Vitalität gestört ist. Als Bearbeitung schlägt Dahlke vor: sorgfältige Ausleitung der Giftstoffe – na, wie beruhigend, dass hier ganz konkret körperliche Maßnahmen gefordert sind. Außerdem sollte ich nicht alles persönlich nehmen und mir nicht jeden Schuh anziehen, also meine (Über-)Empfindlichkeit in Sensibilität umwandeln. Zusätzlich sollte ich mein Leben langsamer angehen und meinen Effizienzanspruch zurücknehmen.

Das chronische Erschöpfungssyndrom wird von Dahlke auf der Symptomebene als ein „sich an der falschen Stelle verbrennen und verzehren" beschrieben. Meine Energiereserve ist bis auf die tiefste Ebene erschöpft und geht mit einem Gefühl einher, nicht genug zu leisten, hinter den Anforderungen zurückzubleiben und dem Leben nicht mehr gerecht zu werden. Ich sollte für innere Ruhe sorgen und mich bewusst aus den täglichen Auseinandersetzungen des Lebenskampfes zurückziehen. Außerdem Energielecks (z.B. unbewältigte Lebenskrisen, faule Kompromisse) ggf. mit Hilfe von Psychotherapie identifizieren und schließen. Und an der richtigen Stelle brennen: echte Begeisterung und Motivation entwickeln (z.B. für eine Arbeit, die Freude macht). Hay schreibt zum Stichwort Ermüdung: Widerstand. Langeweile. Mangelnde Liebe für das, was man tut. Sie schlägt als neues Gedankenmuster vor: Das Leben begeistert mich und erfüllt mich mit neuer Energie.

Zur Fibromyalgie schreibt Dahlke auf der Symptomebene: große Angst vor Veränderungen, enorme Vorsicht und Rücksicht (auf sich selbst), kaum Neuerungen riskieren. Lieber am Gewohnten festhalten, als fruchtbare Ausbruchsversuche aus dem vertrauten Jammertal wagen. Als Bearbeitung schlägt Dahlke vor: die Blockaden auf der Ebene der geistigen-seelischen Beweglichkeit und Kommunikation (dem alles verbindenden Bindegewebe mit seinen Blockaden entsprechend) erkennen, Beziehungen überdenken und Projektionen zurücknehmen.

Allergie ist schon wieder ein sehr vielfältiges Symptom. Da bei mir hauptsächlich die Schleimhäute (Schutzhülle, innere Grenze), die Lunge (Kontakt, Kommunikation, Freiheit) und das Verdauungssystem (Welt essen und verdauen) betroffen sind, bedeutet dies auf der Symptomebene laut Dahlke, dass ein Teil der Welt abgelehnt und auf der Symbolebene massiv unter Einsatz der eigenen Abwehr bekämpft wird. Ein Konflikt zwischen hoher Aggression und hoher Sensibilität. Überreaktion, Hochrüstung, Abwehr, überzogenes Feindbild: auf Freunde (z.B. Lebensmittel) statt auf Feinde (z.B. Bakterien) losgehen. Angst vor Lebendigkeit und Vitalität. Starke, unbewusste Aggressivität, nicht erkannte und nicht ausgelebte Aggressivität. Zur Bearbeitung schlägt er vor: lernen, Ablehnung offen auszudrücken; Nein-Sagen trainieren; Lernen, auf anderen, zusätzlichen Ebenen zum Immunsystem zu kämpfen; Aggressionsübungen und Sensibilitätsschulung (Freunde von Feinden unterscheiden lernen); aggressiver denken und handeln; das Leben wagen, Herausforderungen bewusst annehmen, statt Vermeidungsverhalten zu kulti-

vieren. Hay fragt: „Gegen wen bist du allergisch?" und gibt als wahrscheinlichen Grund außerdem an, dass ich meine eigene Kraft leugne. Sie schlägt als neues Gedankenmuster vor: Die Welt ist sicher und freundlich. Ich bin im Frieden mit dem Leben.

Alle diese Krankheiten sind chronisch. Hay nennt als wahrscheinlichen Grund die Weigerung, sich zu ändern sowie Angst vor der Zukunft und Unsicherheit. Als neues Gedankenmuster nehme ich nun in meine Meditationen mit: Ich bin willens, mich zu wandeln und zu wachsen. Ich baue mir jetzt eine sichere neue Zukunft auf.

Nicht nur, dass meine Krankheiten als chronisch eingestuft werden, MCS und CFS gelten derzeit auch als unheilbar. Hay schreibt zu unheilbaren Krankheiten: Kann in dieser Phase nicht durch äußere Mittel geheilt werden. Wir müssen nach INNEN gehen, um eine Heilung zu bewirken. Es kam von nirgendwo und wird sich nach nirgendwo zurückziehen – so der wahrscheinliche Grund. Als neues Gedankenmuster schlägt Hay vor: Wunder geschehen jeden Tag. Ich gehe nach innen, um das Muster aufzulösen, das zu diesem Zustand geführt hat, und ich nehme eine göttliche Heilung an. So ist es!

Gut, jetzt nur nicht die Panik kriegen. Das sind alles Vorschläge und ich habe mir hier schon die für mich stimmigste Version ausgesucht. Jetzt einfach alles sacken lassen und immer wieder in Ruhe durchlesen und langsam eine Lösung entstehen lassen. Und auf ein Wunder hoffen, warum sollte das nicht auch für mich möglich sein?!!

Um das Kapitel über die Lichtblicke in meiner umfassenden Dunkelheit abzuschließen, will ich gerne noch das Singen und Tanzen erwähnen, welches ich jahrelang pflegte. Durch Franz van Eyk fand ich zum heilsamen Singen. Die einfachen, mehrstimmigen Gesänge aus Nickomo Clarke`s „Harmonic Temple“ und Mantren aus den verschiedensten anderen Quellen und Weltreligionen halfen und helfen mir, mein Herz zu öffnen und mich mit anderen Menschen und mit meinen Wurzeln zu verbinden. Die universellen Friedenstänze lernte ich durch Petra van Eyk kennen. Das Hauptanliegen der Friedenstänze ist es, einen Raum zu schaffen, in dem sich Menschen aller Religionen im Kreis treffen und miteinander singen und tanzen – und dabei entdecken, dass die Quelle aller spirituellen Traditionen ein- und dieselbe ist. Es sind einfache Kreistänze, begleitet vom eigenen Gesang. Singen und Tanzen schenkte mir Mut und Zuversicht auf meinem Weg und verband mich immer wieder kurzfristig mit meiner inneren Lebensfreude, es waren kostbare Zeiten in meiner mich umgebenden Dunkelheit.

Gut, dass ich diese verschiedenen Lichtblicke in meinem Leben hatte. Ich bin mir sehr sicher, dass ich sonst heute nicht mehr leben würde. Zu schrecklich waren die Phasen der Depression und die körperlichen Einschränkungen. Außerdem beschloss ich durch das Erleben dieser vielfältigen Lichtblicke – oder sollte ich besser sagen: Ein sehr weiser Teil von mir beschloss – zukünftig meine Gesundheitsbemühungen konsequent und strukturiert auf die verschiedenen Ebenen des Körpers, der Seele und des Geistes auszudehnen und gleichzeitig zu intensivieren. Ich näherte mich so ganz langsam und vorsichtig dem Stadium der Annahme in meine Krankheit an, indem ich die körperliche Ebene fürs Erste zumindest nicht mehr leugnete, sondern annahm, anerkannte und in meiner Tagesplanung berücksichtigte.

Entscheidung für mein Leben

Trotz der beschriebenen Lichtblicke spitze sich meine gesundheitliche Situation selbst in der dunklen Zeit meines bisherigen Lebens weiter zu – ja, es war in der Tat zum Verzweifeln – und verlangte nach konkreten Maßnahmen im Außen. Durch meinen zweiten stationären Krankenhausaufenthalt zur Ausleitung meiner Schwermetalle im November 2009 hatte ich eine Menge an neuen Befunden durch zahlreiche Laboruntersuchungen. Die Diagnose MCS (Multiple Chemical Sensitivity) wurde erneut erweitert zu einer multiplen Systemerkrankung mit chronischer Ermüdungssymptomatik und multiplen Reaktionen auf Nahrungsmittel, Umweltallergene sowie Chemikalien mit oxidativen und nitrosativem Stoffwechselstress. Außerdem wurden hohe Werte von Blei, Kupfer, Chrom, Cadmium und Nickel festgestellt. Mit dem Entschluss, mich erneut in einem Krankenhaus wegen meinem chronischen Erschöpfungssyndrom und meiner multiplen Chemikaliensensitivität behandeln zu lassen, traf ich rückblickend die Entscheidung für mein Leben – zumindest auf rein körperlicher Ebene. Hört sich theatralisch an, ist aber für mich eine Tatsache. In diesen drei Wochen stationärem Aufenthalt ging es mir an manchen Tagen gesundheitlich relativ gesehen gut, so dass ich mich selbst kaum wiedererkannte. In den Telefonaten mit Jörg blinzelte doch tatsächlich

Humor aus meinen Sätzen – ein für ihn völlig unerwarteter und seit Jahren verschütteter Charakterzug von mir. Die Sonne schien an manchen Tagen warm und hell vom Himmel, ich baute spürbar kleine aber feine Energiereserven auf. Natürlich gab es auch extrem schlechte Tage, die mit der anstrengenden Entgiftungstherapie und den vielfältigen Reaktionen meines Körpers auf die freigewordenen Schadstoffe zu erklären waren. Aber dieser Humor, diese Schlagfertigkeit von mir mochte ich – und ich wollte mehr davon!

Die Rückkehr von meinem dreiwöchigen Krankenhausaufenthalt in mein Zuhause war umso ernüchternder. Mir wurde innerhalb von einem Tag klar, dass ich unsere Wohnung gesundheitlich nicht vertrage. Scheinbar gab es trotz aller Vorsicht beim Renovieren für mich unverträgliche Baustoffe und so zwangen mich diverse Entzündungsreaktionen für drei Wochen ins Bett. Aber ich hatte, so sonderbar sich das anhören mag, ausgerechnet im Krankenhaus den Geschmack von Gesundheit gekostet und für mich war klar: Ich will nicht mehr so weiterleben wie bisher – oder sollte ich besser sagen dahinvegetieren? Ich wollte wieder Lebensfreude spüren, mit Leichtigkeit durch meinen Alltag gehen und alles tun, worauf ich gerade Lust empfand. Und wenn die Voraussetzung dafür wäre, umzuziehen und mich weiteren umweltmedizinischen und alternativen Entgiftungstherapien zu unterziehen, dann wäre das so. Egal was es mich persönlich und finanziell kosten würde – diesen Weg wollte ich beschreiten. Ich befand mich daher meist im Stadium der „Verhandlung“ bei der Verarbeitung des Verlustes meiner Gesundheit. Meine Hoffnung war groß, durch einen Umzug endlich vollständig gesund zu werden, dieses Opfer müsste doch ausreichen, oder nicht? Nach meiner Rückkehr aus dem Krankenhaus reichte ich gleichzeitig mit Unterstützung des Integrationsamtes – ich hatte Angst aufgrund meines desolaten Gesundheitszustandes meine Arbeitsstelle zu verlieren – einen Antrag auf Erwerbsminderungsrente und Erhöhung meines bisher anerkannten Grad der Behinderung von 30 ein. Hier benötigte ich einen langen Atem, musste einige Termine bei Gutachtern bewältigen und eine Menge Briefe schreiben. Das kostete mich viel Kraft und auch Nerven. Aber meine Hartnäckigkeit wurde nach einigen Monaten „belohnt“. Im November 2010 erfuhr ich, dass ich auf zwei Jahre befristet eine volle Erwerbsminderungsrente zugesprochen bekam. Die Bewilligung, meine schwere und unheilbare Erkrankung als Schwerbehinderung einzustufen, dauerte nach dem Krankenhausaufenthalt noch fast zwei Jahre und wurde im November 2011 festgestellt.

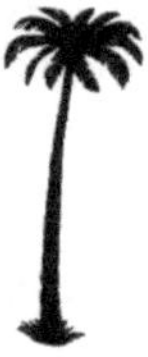

Atempause

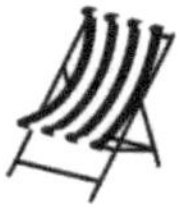

Stellen Sie sich vor, Sie würden im Sitzen einschlafen. Ihr Kinn entspannt sich dabei total und sinkt nach unten, der Mund öffnet sich. In dieser Position bildet sich automatisch mehr Speichel. Übrigens ein gutes Zeichen, denn bei Entspannung erhöht sich der Speichelfluss. Atmen Sie jetzt durch den geöffneten Mund gleichmäßig ein und aus. Das kann sich zu Beginn etwas ungewohnt oder sogar unangenehm anfühlen – aber wenn Sie die Übung öfter machen, werden Sie merken, dass Sie viel tiefer atmen als sonst. Achten Sie bitte darauf, den Mund nicht mit Gewalt aufzusperren, das Kinn soll wirklich locker sein. Sie können es auch sanft hin und her bewegen. Keine Sorge, wenn es im Kiefergelenk dabei knackst, das ist ganz normal. Unterstützen können Sie Ihre Entspannung noch durch ein hörbares Seufzen oder Tönen.

Das klingt jetzt alles so, als hätte ich diese Entscheidung zum Umzug und die bürokratische Anerkennung meiner schweren Erkrankung alleine getroffen, wäre nicht von Zweifeln geplagt gewesen und hätte mir die auf mich zukommenden Veränderungen mit Leichtigkeit zugetraut. Dem war bei Weitem nicht so. Zum Glück hatte und habe ich mit meinem Partner Jörg einen Menschen mit einem eindrucksvoll großen Herzen an meiner Seite, dessen Liebe mich durch alle katastrophalen gesundheitlichen und emotionalen Zustände getragen hat, der mir Mut zugesprochen hat, durchzuhalten, der immer nach Lösungen Ausschau hielt, statt sich unnötig lange mit Problemen bzw. der so leicht daraus entstehenden Problemtrance zu befassen. Er forderte mich heraus, eigenverantwortlich mit meiner schweren Erkrankung zu leben und meine Prioritäten bei jeder anfallenden Entscheidung im Bewusstsein zu halten. Ich versichere Ihnen, das war sehr schwer, eben eine wirklich große Herausforderung. Wenn ich wieder einen meiner depressiven Schübe hatte, war er beispielsweise oft nicht für meinen Kummer ansprechbar. Mein Bedürfnis, bemitleidet zu werden, stillte ich nach einiger Zeit dann in besonders schweren Fällen über Freundinnen. Hier um Hilfe zu bitten, war gleichfalls eine wichtige Lerneinheit für mich. Heute, mit genügend Abstand erkenne ich, dass sein Verhalten – welches ich ehrlich gesagt oft genug zum Kotzen fand – einen extrem wichtigen Grundstein für die Annahme meiner Eigenverantwortung gelegt hat. Es ist außerdem aus meiner Sicht ausschlaggebend für unsere immer noch tragfähige und erfüllende Partnerschaft. Dafür bin ich ihm zutiefst dankbar.

Einem Teil in mir war damals klar, dass ein Umzug und die daraus resultierende komplette Umstellung meines bisherigen

Lebens ein Experiment war und keineswegs gewährleistet war, dass meine Bemühungen gesundheitliche Früchte tragen würden. Zu komplex schienen mir die körperlichen Einschränkungen zu sein, zu kompliziert die Herausforderungen bei der Auswahl unserer neuen Wohnumgebung. Sei's drum, dachte ich mir. Immer mehr desselben hat noch nie jemanden aus einem Problem herausgeholfen. Außerdem stand mir das Wasser bis zum Hals – es ging um mein Leben. Also galt es neue Wege zu beschreiten – ich wollte nicht aufgeben! Selbstverständlich wurde ich schon allein mit dem Schritt des Umzuges sofort mit allen möglichen Ängsten und Zweifeln konfrontiert. Glücklicherweise hatte ich große emotionale und praktische Unterstützung durch meine Familie, Eltern und Freunde.

Tagebuch

Aktion statt Re-Aktion

Liebes Tagebuch,
ich ziehe um. Nach sieben Jahre in der Innenstadt nehme ich nun all meinen Mut zusammen und ziehe auf's Land. Es ist anstrengend: Der Umzug will organisiert, die Kisten gepackt, Telefon abgemeldet, Strom umgemeldet, der jetzige Vermieter zufrieden gestellt werden, es gibt tausend Sachen zu tun. Aber ich werde durchhalten, denn ich weiß, dass es der richtige Weg ist. Raus aus der Stadt mit ihren vielen Menschen und ihren chemischen Ausdünstungen, dem Feinstaub, der Lärmbelastung, den un-

verträglichen Baustoffen in unserer Wohnung, der energetischen Katastrophe durch die vielen Menschen zu jeder Zeit. Ob ich das Leben in der Stadt nicht vermissen werde? Im Moment bin ich nur froh, wenn der Umzugstag vorbei ist. Das schwierigste für mich ist, mir selbst einzugestehen, dass ich viele Arbeiten aufgrund meines desolaten Gesundheitszustandes nicht selbst machen kann. Ich bin angewiesen auf Hilfe. Also habe ich mich überwunden und um Hilfe gebeten. Und ich habe sie erhalten. Immer gab es Menschen – oder sollte ich besser sagen Engel – die mich unterstützt haben. Beim Streichen, Kisten schleppen, beim Zerlegen von Regalen und Schränken oder beim Transport einzelner Möbelstücke. Es war geradezu eine Anhäufung von Engeln.

Mich in dieser Art und Weise für mein eigenes Leben zu entscheiden, fiel mir sehr schwer. Ich kämpfte vor allem mit dem Glaubenssatz „Darf ich meine Bedürfnisse uneingeschränkt erfüllen?" Ich empfand mich als Last, konnte vermeintlich gefühlte Erwartungen schon allein aus gesundheitlichen Gründen nicht erfüllen, fühlte mich in jeglicher Hinsicht bedürftig. Ich lebte in dieser Zeit des Umbruchs meist aus dem Mangel heraus, mein Defizit-Denken beherrschte mein Leben, mein gesundheitlicher Zustand war bedrückend. Dennoch gab es einen Teil in mir, getragen und verstärkt von Jörg und einem eigenen, unbändigen Überlebenswillen, der alle Kraft zusammenkratzte, um die Entscheidung des Umzugs mit Leben zu füllen.

Ein weiterer Baustein für die Festigkeit der Entscheidung für mein Leben stellte die Krebserkrankung einer Bekannten im Sommer 2010 dar. Das mag sich seltsam anhören, aber Petra Karunas Krankheitszeit von einem halben Jahr und ihr Tod zur Wintersonnenwende haben mir den Blick auf das Wesentliche in meinem Leben verdeutlicht. Petra Karuna war für mich ein Mensch des Herzens, ich habe viele bewegende Momente mit ihr zusammen in der Schwitzhütte, beim heilsamen Singen im Chor und in verschiedenen Frauenkreisen erlebt. Ihre Umarmungen und ihre liebevolle Präsenz kamen von Herzen und waren heilsam für mich. Sie hat Licht in unser aller Welt gebracht und ihr unermüdlicher Einsatz für die hilfreichen und heilsamen Projekte und Gesprächskreise in dieser Welt fehlen mir noch heute. Durch ihren Tod wurde mir überdeutlich, dass ich JETZT mein Leben verändern muss, denn sonst sterbe ich innerhalb von ein paar Jahren ebenfalls. So fühlte ich es tief in meinem Inneren. Petra Karunas Tod bekräftigte daher meinen Entschluss, mit dieser schrecklichen Krankheit erfüllt und bewusst zu leben. Ich lernte in dieser Zeit viel über das Leben und das Sterben. Ich stellte fest, dass mir die Vorstellung vom Tod an sich keine Angst bereitet. Das Sterben ist für mich ein Übergang in eine andere Welt – gleichzusetzen mit Geburt, gleichzusetzen mit nach-Hausekommen. Dieser Übergang kann durchaus mit körperlichen

Schmerzen verbunden sein und diese Vorstellung ist mir äußerst unangenehm. Aber vor dem Tod hatte ich keine Angst. Ich spürte ein befreiendes Gefühl in mir und fand heraus, dass ich mir mit einer konkreten Todesdiagnose endlich meine Träume zugestehen würde. Ich müsste dann auf niemanden mehr Rücksicht nehmen und könnte meine letzten Monate frei nach meinen Bedürfnissen gestalten. In der Krankheit und in dem Tod von Petra Karuna fand ich meinen Spiegel – ja, ich hatte keine Angst vor dem Tod, aber ich hatte Angst vor dem Leben. Vor dem Leben, das Petra Karuna in meiner Erinnerung so geliebt hatte. Sie hatte viele Menschen an ihrer Krankheitszeit intensiv teilhaben lassen, sie hatte immer Besuch im Krankenhaus und auch kurz vor ihrem Tod waren immer liebevolle Menschen um sie herum. Sie starb daheim, umgeben von ihren Lieben. Zu ihrer Begräbnisfeier am Heiligen Abend kamen um die 300 Menschen. Es war eine wundervolle, herzöffnende und bewegende Feier – so ganz, wie sie selbst war.

Das Sterben, also der Übergang in eine andere Bewusstseinsebene, ist ein Vorgang, der in der westlichen Welt aus unserem Bewusstsein verbannt wird, der dort kaum noch stattfindet, außer es gibt einen Todesfall in der Familie oder im engeren Freundeskreis. Und selbst dann gibt es unendlich viele Möglichkeiten, dem Sterben auf sterile Weise aus dem Weg zu gehen. Dabei kann uns gerade der Tod von Angehörigen oder nahen Freunden viel über unser Leben lehren, so dass wir gut zuhören sollten. Er weist uns auf das Wesentliche mit einer unnachahmlichen und äußerst direkten Art hin. Wenn wir das Glück haben, mit Sterbenden sprechen zu können, ist dies ein besonderes Geschenk für unser Leben. Der Tod an sich ist nicht grausam – seelische oder körperliche Schmerzen zu leiden während des Übergangs, das ist schrecklich. Aber der Tod alleine ist es nicht. Ich bin davon überzeugt, dass wir in jedem Moment unseres Lebens für das Leben und den Tod gleichzeitig lernen können, wenn wir genau hinsehen und hinlauschen. Beide Zustände sind untrennbar miteinander verbunden, es existiert keine Trennung – beides sind lediglich Erfahrungen und der Tod hat seinen Sinn in unserer Welt – er ist ein unveränderlicher Teil des Lebens.

Heilungsebenen

Ich hatte also beschlossen, zukünftig meine Gesundheitsbemühungen konsequent und strukturiert auf die verschiedenen Ebenen des Körpers, der Seele und des Geistes auszudehnen und gleichzeitig zu intensivieren. Meine desolate körperliche Verfassung machte es dringend notwendig, auf allen Ebenen gleichzeitig zu arbeiten. Bei Martin Brune fand ich eine nachdenkenswerte Aussage. So sei der Grund für ein körperliches, seelisches oder geistiges (wie z.B. endloses Kopfzerbrechen) Problem, nicht der Körper, die Seele oder der Geist. Er geht davon aus, dass der Grund eine Energiestörung ist. Brune schreibt in seinem Buch weiter, dass eine Auflösung der Energiestörung zwangsläufig eine Veränderung des körperlichen, seelischen und geistigen Symptoms nach sich ziehen würde, da diese verschiedenen Ebenen miteinander kommunizieren. So informiert die energetische Ebene, dort also, wo Heilung stattfand, die seelische Ebene, die seelische Ebene informiert den geistigen Bereich, der geistige Bereich informiert die körperliche Ebene. Wegen dieser Kommunikationsstrecke kann sich daher z.B. eine Angst vor dem Fliegen bereits nach einer energetischen Sitzung verändern, ein Rückenschmerz aber erst mehrere Tage oder Wochen später. Da mein Vertrauen in die energetische Ebene jedoch noch sehr gering war und ich rasche und durchschlagende Erfolge wollte, arbeitete ich auf allen Ebenen parallel.

Auf der **körperlichen Heilungsebene** bewegte ich mich mit dem aus ärztlicher Sicht dringend angeratenem Umzug und der Vermeidung von Schadstoffen jeglicher Art. Außerdem unterzog ich mich im Frühjahr 2011 einer weiteren, diesmal ambulanten Ausleitungstherapie zur Verringerung meiner Schwermetallbelastung bei Dr. Ohnsorge. Sie umfasste hochdosierte Infusionen mit Glutathion, Vitamin C, Magnesium, B-Vitaminen und Alpha-Liponsäure, Sauna oder Hyperthermie (Versetzen des Körpers in ein künstliches Fieber), Leber- und Wadenwickel, Akupunktur, Entspannungstechniken, Lymphdrainage sowie Ergometertraining zur Mobilisation der Schadstoffe in meinem Körper und gleichzeitigem Zurverfügungstellen von notwendigen Stoffe, die die Verarbeitung und Ausscheidung der Schadstoffe unterstützten. Nebenbei waren Ruhe und sehr, sehr viel Trinken wesentlich. Drei Wochen lang fuhr ich jeden Werktag mit dem Zug nach Würzburg – was allein schon ein kleines Wunder darstellte – und war unendlich froh, dass ich in weiser Voraussicht einen Teil meiner Rückfahrt mit Hilfe von Freundinnen und Freunden organisiert hatte. An manchen Tagen ging es mir so schlecht, dass ich wegen meiner Muskelschwäche kaum Treppen laufen konnte.

Alle bekannten Symptome wie Magen- und Darmprobleme, Wahrnehmungsstörungen, Konzentrationsstörungen, extreme Erschöpfung bei gleichzeitiger Schlaflosigkeit sowie diverse Entzündungsreaktionen traten verstärkt auf – es fühlte sich schrecklich an. Am meisten verunsicherten mich in dieser Zeit meine massiven Depressionsschübe und meine unsagbare Erschöpfung. Überrascht war ich darüber, dass die stärksten Auswirkungen der Entgiftungstherapie in Form von Symptomen noch weitere sechs Wochen unvermindert anhielten. Heute weiß ich nicht mehr so recht, wie meine Familie und ich diese Phase aushielten. Zu sterben wäre an einigen Tagen mal wieder eine durchaus willkommene Option für mich gewesen. Nur der feste Glaube an eine mittel- und langfristige gesundheitliche Besserung sowie die unermüdliche Unterstützung und Motivation durch meinen behandelnden Arzt Dr. Ohnsorge und meinen Partner Jörg haben mich in dieser Zeit stark gehalten. Im Anschluss an die dreiwöchige intensive Therapie stieg ich wieder auf eine sanfte und permanente Ausleitung um. Ich unterstützte diese Entgiftung zuhause durch die tägliche Einnahme von Medikamenten und Nahrungsergänzungsmittel. Dazu hatte ich mir ein angemessenes und gleichzeitig sanft herausforderndes Trainingsprogramm vorgenommen – dreimal pro Woche langsame körperliche Bewegung mit der ständigen Kontrolle durch eine Pulsuhr sowie dreimal pro Woche eine Stunde Entgiftungsyoga mit Hilfe einer DVD. Aufmerksamkeit schenkte ich auch der rein biologischen und allergiefreien Ernährung – was selbst für mich als Ernährungswirtschaftlerin eine echte Herausforderung war und mich an meine Grenzen brachte – und dem Trinken von mindestens drei Litern gefilterten Wassers pro Tag aus einer Umkehr-Osmose-Anlage. Zu diesem zeitintensiven Alltags-Programm kam noch die Herausforderung der möglichst weitgehend stressfreien Gestaltung meines „Rentnerinnen"-Alltags in und mit meiner Familie. Nicht immer gelang es mir, meine mir selbst geschaffene Struktur optimal umzusetzen. Leben ist ein Prozess und ist von Veränderung gekennzeichnet. So galt es, meine Struktur immer wieder anzupassen, den äußeren wie den inneren Gegebenheiten, und in allen Entscheidungen sanft und liebevoll zu mir zu sein. Vor allem, mir nie zu viel vorzunehmen. Das war mit das Schwierigste für mich und erforderte eine Menge an Disziplin.

Ich tauchte immer tiefer in die medizinischen Erklärungen zur Entstehung der Multisystemerkrankungen MCS (Multiple Chemical Sensitivity), CFS (Chronic Fatigue Syndrom) und FM (Fibromyalgie) ein. Der Umweltmediziner Dr. Ohnsorge schrieb dazu in seiner Praxiszeitung, dass bei diesen komplexen Erkrankungen mehrere Organsysteme betroffen seien, unter anderem das neurologische Organsystem (Gehirn und Nervensystem), das Hormonsystem (Hirnanhangsdrüse, Schilddrüse, Nebennierenrinde und Geschlechtsorgane) sowie vor allem das Immunsystem. Durch eine gründliche Anamnese (Erhebung der Krankengeschichte) und entsprechende wissenschaftliche Laboranalysen werden die auslösenden oder auch stabilisierenden Ursachen erkannt und danach zwingend beseitigt, sofern dies möglich ist. Erst danach lassen sich die gestörten biochemischen Dysbalancen im Bereich der neurologischen Botenstoffe, der Hormone und der Enzyme in den betroffenen Entgiftungssystemen sinnvoll behandeln. Ich musste mich medizinisch gesehen bis hinunter auf die Ebene der Mitochondrien begeben, das sind die Kraftwerke unserer Zellen. Genau dort wird die Energie erzeugt, die der Körper für die vielfältigsten Abläufe benötigt, z.B. für die Verdauung, das Denken oder für die Muskelarbeit. Es heißt, dass bei einem Mensch mit einer Multisystemerkrankung mindesten 60% der Mitochondrien bereits geschädigt sind. Leider können sich diese geschädigten Energiestationen nicht selbst reparieren, sondern sie geben ihre Schädigung bei einer Zellteilung sogar an die neue Zelle weiter. Deshalb ist es immens wichtig, die noch gesunden Mitochondrien mit Mikronährstoffen, Vitaminen, Mineralstoffen und Enzymen, eben mit einem an der Natur orientierten ganzheitlichen Therapieansatz, zu unterstützen und die geschädigten Mitochondrien sozusagen von außen zu reparieren. So soll es nach längerer Zeit gelingen, die Funktionen der Zellen wieder so weit wie möglich zu regenerieren und die stark beeinträchtigende Symptomatik zumindest zu lindern.

Der Umweltmediziner Dr. Ohnsorge war es seit Jahren gewohnt, diese komplexen Symptombilder aufzuschlüsseln und medizinisch zu bearbeiten. Weshalb es trotzdem große Hindernisse gibt, diese Multisystemerkrankungen von den Behörden anerkannt zu bekommen, ist für mich nicht nachvollziehbar. Ich weiß, dass in Deutschland seit vielen Jahren von Patientenorganisationen und Umweltmedizinern um die Anerkennung von Multisystemerkrankungen wie z.B. MCS (Multiple Chemical Sensitivity) gerungen wird. Irritierend ist dies besonders deshalb, weil laut Dr. Tino Merz, Sachverständiger in Umweltfragen seit 1981, auf WHO-Ebene (World Health Organization oder Weltgesundheitsorganisation) diese Krankheiten seit den 80er Jahren wissenschaftlich anerkannt sind, somit der wissenschaftliche Diskurs auf der höchsten Autoritätsebene abgeschlossen ist. In den USA beispielsweise wird Chemikaliensensitivität von vielen staatlichen Behörden, Gerichten, Versicherungen und Organisationen offiziell anerkannt. Die Rechte von MCS-Erkrankten werden dort seit 1990 im Sinne des Schwerbehindertengesetzes gewürdigt und Diskriminierungen strafrechtlich verfolgt. Sogar die medizinische Versorgung Schwersterkrankter ist durch das Environmental Health Center in Dallas/Texas gesichert.

In den meisten Ländern Europas wird seit 1995 stattdessen eine sogenannte Psychothese in die Diskussion gebracht und davon gesprochen, dass Umwelterkrankungen lediglich eingebildet seien. Dabei haben alle häufig auftretenden Umweltkrankheiten bzw. chronischen Vergiftungen von der WHO eine ICD-10-Klassifizierung (WHO) erhalten, die nicht mit dem

Buchstaben F beginnt, was ein Hinweis auf psychische und psychiatrische Erkrankungen wäre. Selbstverständlich gibt es für Multisystemerkrankungen wie MCS (Multiple Chemical Sensitivity) oder CFS (Myalgische Enzephalomyelitis/Chronic Fatigue Syndrom) allgemein anerkannte Diagnosekriterien, die eine Objektivierung der Erkrankung gewährleisten, dem Stand der Wissenschaft entsprechen und verdeutlichen, dass diese Multisystemerkrankungen ursächlich organische Erkrankungen sind. Zu diesen wissenschaftlich anerkannten Multisystemerkrankungen zählen laut Dr. Tino Merz:

- **Multiple Chemical Sensitivity** (MCS): WHO-ICD-10: T78.4, Allergien, nicht näher bezeichnet; Kapitel 19 – Verletzungen, Vergiftungen...
- **Chronic Fatigue Syndrom** (CFS): CDC/WHO 1988 – ICD-10: G93.3, Kapitel 6, Krankheiten des Nervensystems
- **Fibromyalgie-Syndrom** (FMS): WHO-ICD-10: M79.70, Kapitel 13, Krankheiten des Muskel-Skelett-Systems und des Bindegewebes

Außerdem werden folgende Erkrankungen zu den Multisystemerkrankungen hinzugezählt:

- **Sick-Building-Syndrom** (SBS): WHO 1982 – ICD-10: T75.8
- **Toxische Enzephalopathie** (TE): WHO 1985 – ICD-10: G92
- **Elektrosensibilität** (EMS): WHO 2006 – ICD-10 Z58.4

In Deutschland ist das Deutsches Institut für Medizinische Dokumentation und Information (DIMDI) im Auftrag des Bundesministeriums für Gesundheit dafür zuständig, den jeweils aktuellen Stand des ICD-10-GM-Kataloges zu veröffentlichen. Die drei zuerst genannten Erkrankungen wurden vom DIMDI laut eigener Aussage in einem Brief im Jahr 2008 mit den gleichen Schlüsseln herausgegeben. Laut dem eingetragenen Verein Deutsche Gesellschaft für Multiple-Chemical-Sensitivity (DGMCS) erfolgt die Zuordnung als „Überempfindlichkeit ohne nähere Angabe", es handelt sich dabei also nicht um eine Allergie. Ebenso hat laut Homepage der DGMCS der Ärztliche Sachverständigenrat für Versorgungsmedizin für Begutachtungen im Jahr 2008 die Feststellung einer Behinderung nach dem Schwerbehindertenrecht für die Erkrankungen Fibromyalgie, Chronisches Fatigue Syndrom (CFS), Multiple Chemical Sensitivity (MCS) und ähnliche Syndrome empfohlen. Mit der Ersten Verordnung zur Änderung der Versorgungsmedizin-Verordnung am 01.03.2010 und der Zustimmung des Bundesrates ist diese Empfehlung für die Gerichte als verbindliches normatives Recht in Kraft getreten.

Soweit also mein Eintauchen in schulmedizinisches und rechtliches Wissen. Ich hatte aber auch beschlossen, meine körperlichen Gesundheitsbemühungen zusätzlich auf alternative Heilmethoden auszuweiten. Ich schaute mich also nach einem Heilpraktiker um, der mit mir alternative Verfahren der Entgiftung durchführte. Statt nur einmal im Jahr eine große

Entgiftung durchzuführen, wollte ich meine sanfte und permanente Entgiftung zunehmend ausbauen. Trotz großer anfänglicher eigener Skepsis, vielen negativen Aussagen in den einschlägigen MCS-Internetforen, aber einigen positiven Aussagen von anderen Allergiebetroffenen entschied ich mich, die Methode der Bioresonanztherapie auszuprobieren. Mein inneres Ziel dabei war für mich an erster Stelle nicht die Heilung meiner Multisystemerkrankungen, sondern eine Linderung meiner allergischen Beschwerden wie Heuschnupfen und meiner Nahrungsmittelunverträglichkeiten. Damit war ich zum damaligen Zeitpunkt vollständig zufrieden. Natürlich hatte ich nichts dagegen, wenn auch MCS und CFS besser werden würden, aber das wagte ich noch nicht einmal zu hoffen. In meiner Heilpraktikerin Helga Hippler fand ich eine Begleiterin, die durch ihre umfangreiche Kenntnis dieses Verfahrens für meinen Körper ebenso wie für meinen Geist und meine Seele durch den Einsatz von Homöopathie, Psychosomatischer Energetik und Spagyrik die angestrebte sanfte Entgiftung und Stabilisierung meines Allgemeinzustandes weiter begleitete und mein inneres Ziel mit mir zusammen erreichte. Die Schimmelpilzempfindlichkeit nahm ab und auch die wiederholten Infektionen wegen eines Herpesvirus verschwanden. Die vielen unterstützenden und tiefsinnigen Gespräche sowie Frau Hipplers Humor habe ich in bester Erinnerung.

Durch die intensive Beschäftigung und tägliche Umsetzung der Entgiftungsmaßnahmen unternahm ich ausgehend von meiner körperlichen Situation Versuche, in meine gesundheitliche Situation einzuwilligen – alleine schon, weil diese Bemühungen sehr zeitintensiv waren. Zur Erinnerung: „Annahme" ist auch eine der Phasen des Verlustes meiner Gesundheit.

Auf der **seelischen Heilungsebene** befasste ich mich intensiv mit Erlebnissen aus meinem derzeitigen Leben, die mich in meinem emotionalen Befinden beeinträchtigten. Hier suchte ich – wie bereits erwähnt - die professionelle Unterstützung eines Psychotherapeuten, der sich auf die Probleme von schwer erkrankten Menschen spezialisiert hatte, die diese durch ihre Erkrankung aktuell in ihrem Alltag erlebten. Glücklicherweise arbeitete Gideon Franck immer ressourcen- und lösungsorientiert, da der alleinige Rückblick auf die Entstehung von Problemen oder Symptomen mir in der Bewältigung meines Alltages nicht weitergeholfen hätte. Diese Psychotherapie hat mich sehr unterstützt, mit meiner Gefühlswelt intensiver in Kontakt zu treten und den Umgang mit ihr nicht mehr als Bedrohung zu empfinden. Ich hatte nämlich sehr viel Angst vor der Intensität meiner Emotionen, da ich optimal trainiert war, diese zu verdrängen. Dieser Mechanismus hat mir schlichtweg über viele Jahre mein Überleben gesichert und ich bin heute sehr dankbar für die Kreativität meiner Seele.

Tagebuch

Das blaue Streichholzmännchen

Liebes Tagebuch,

um mit meinem inneren Anteil, der alle meine Symptome und Beschwerden symbolisiert, in Kontakt zu treten, lasse ich mich auf Vorschlag meines Psychotherapeuten auf eine geführte Meditation ein. Es ist ein kleines, dünnes, blaues, furchtbar beschäftigtes, selbstgerechtes, pflichtbewusstes und kommunikationsfaules Streichholzmännchen, das ziemlich ungehalten darüber ist, dass ich es überhaupt störe. Es hätte gerne Pause von seiner vielen Arbeit – was ich außerordentlich gut verstehen kann bei meiner gesammelten Palette an Beschwerden. Dieses Streichholzmännchen bin ICH – auch wenn es mir äußerst schwer fällt, ja, mich beschämt, dass ich so BIN. Wer will beispielsweise schon gerne selbstgerecht und kommunikationsfaul sein? Und auch die anderen beschreibenden Eigenschaften klingen nur beim ersten Anblick positiv – alle haben eine negative Seite. Und diese Seite lebe ich derzeit besonders gerne aus.

Es ist ziemlich anstrengend für mich, nicht wie vor einem dreiviertel Jahr vor seinen Antworten davonzulaufen bzw. sie in Tränen zu ersticken. Am schwierigsten zu ertragen in den letzten Jahren waren für mich die immer wiederkehrenden Schmerzen und die durch meine Beschwerden herbeigeführte Beschäftigung mit mir selbst. Ich konnte aus Erschöpfung vor meinen Gefühlen einfach nicht davon laufen. Die verschiedenen Ausprägungen meiner Erkrankung zwangen mich, im Bett zu bleiben und diese Emotionen wahrzunehmen und auszuhalten. Und dieser innere Anteil soll mein

Freund sein? Das kann doch nicht wirklich wahr sein! Ich hasse dieses selbstgerechte Streichholzmännchen, das mir mein Leben versaut. So habe ich mir mein Leben nicht vorgestellt!

Was mich zutiefst wütend macht ist, dass das Streichholzmännchen meine bisherigen Bemühungen, mit meiner Erkrankung umzugehen, überhaupt nicht sieht und belohnt. Im Gegenteil, er empfindet sie als lächerliche und faule Kompromisse. Und er versichert mir, mich noch kränker zu machen, wenn ich meine Kompromisse weiterhin lebe – große Angst steigt bei diesem Gedanken in mir auf. Außerdem hätte ich die Gabe, immer genau das Falsche zu tun. Also Schmerzen und eher negative Emotionen zu vermeiden, anstatt sie in aller Intensität wahrzunehmen und ihre Botschaft zu erkennen.

Bei einem Asthmaanfall, um nur ein Symptom an dieser Stelle herauszugreifen, empfinde ich Luftnot – da meinte ich bisher immer, ich bekomme zu wenig Luft. Betrachte ich aber die medizinische Seite, wird schnell klar, dass ich meine Lungen mit zu viel Luft überfordere – also nicht NEHMEN ist mein Problem, sondern das GEBEN. Ein zeitlicher Rückzug, um die Botschaften meiner Symptome zu verstehen, sei aus seiner Sicht völlig in Ordnung und helfe mir, meine faulen Kompromisse aufzulösen.

Das Streichholzmännchen gibt sich auch deswegen so viel Mühe mit meinen Symptomen, um meine innere und äußere Beobachtungsgabe zu schulen. Dies kann ich nur bestätigen. Ich lerne, meine Umgebung zu beobachten, jederzeit einen angenehmen und beschwerdefreien Platz für mich zu finden, angewehte Erkältungen be-

reits im frühesten Stadium zu erspüren und damit ein sichereres Körperempfinden auszubilden. Meine anfängliche Abwehr gegen dieses selbstgerechte blaue Streichholzmännchen schwindet, je mehr ich mit ihm rede und im Anschluss darüber nachdenke. Es hilft mir, mich zu entwickeln. Zusätzlich verhindern die vielen Symptome Erfolg – denn dann müsste ich mein Weltbild komplett verändern – und dies will ich derzeit noch nicht. Loslassen und Veränderung sind bisher nicht meine Stärke. So schützt mich mein Streichholzmännchen. Wie lange will ich das eigentlich noch?

Je intensiver ich in Kontakt mit meinen Emotionen kam, umso mehr belastende Themen kamen an die Oberfläche. Ziemlich unangenehm, aber durchaus hilfreich. Mit Hilfe und Begleitung von Herrn Franck traute ich mich auch, den ganzen Komplex „sexueller Missbrauch" anzuschauen. Das waren sehr anstrengende Wochen, aber die Entspannung, die sich hinterher einstellte, war einfach wunderbar. Ja, der sexuelle Missbrauch ist Teil meines Lebens, aber mittlerweile reagiert mein Körper nicht mehr mit Stresssymptomen, sobald das Thema darauf kommt. Mich hat diese äußerst intensive Bearbeitung stattdessen stark gemacht, mir auch andere Themen aktiv anzuschauen, sie zu fühlen und zu integrieren. Ich fühle mich daher wesentlich stabiler und kraftvoller und freue mich über meine Emotionen. Denn eines ist sicher: beim Verdrängen werden leider auch die schönen Gefühle drastisch verringert!

Neben dem Kontakt zu meinen Emotionen war die Auseinandersetzung mit meinen Werten und darauf basierend meinen Lebenszielen der andere wichtige Aspekt meiner Therapie. Es galt sie zu erarbeiten und sie außerdem ins Leben zu tragen. Um mich nicht immer wieder von meinen Zielen ablenken zu lassen, half mir das Bild der Lebenslinie. Ich gehe wie auf einer Linie durch mein Leben auf mein vorher definiertes Ziel zu. Die eine Seite symbolisiert „das Vermeiden" – also z.B. alle bedrohlichen Emotionen, die mich daran hindern, mich weiter auf meiner Linie voran zu bewegen. Die andere Seite der Lebenslinie symbolisiert „das Verlangen". Mit Verlangen ist hier kurzfristige Befriedigung gemeint, wie z.B. etwas für andere tun, nur um Anerkennung zu bekommen oder um von anderen geliebt zu werden. Aber auch dem Kick bei Drogen nachjagen zählt zum „Verlangen". Ständig in der Rolle des eigenen Beobachters in Bezug auf meine erarbeiteten Werte und Lebensziele zu sein, war anstrengend, aber unerlässlich, um der Struktur meiner persönlichen Ablenkungen auf die Spur zu kommen. Einen eigenen Standpunkt zu beziehen, der auf Grundlage von meinen Werten und Lebenszielen basiert, noch viel schwieriger.

Auf der **geistigen Heilungsebene** galt es, meinen ungesunden Glaubenssätzen und Denkstrukturen auf die Schliche zu kommen. Ich war sehr überrascht, wie allein der Gebrauch von Worten mein Befinden beeinflusste. Ich hatte mir eine Menge Glaubenssätze zurechtgelegt, die sich gegenseitig verstärkten. Ich dachte z.B.: „Ich habe besser keinen eigenen Standpunkt" und „Ich werde nicht für voll genommen" und „Wenn ich Erwartungen erfülle, bin ich aus der Schusslinie". Wo war bloß der Ausweg aus diesem kreisrunden Gedankengebäude? Mit Herrn Franck suchte ich regelrecht nach krankmachenden und störenden Gedankenmustern. Ich schrieb sie zuhause auf und musste sie mir jeden Tag dreimal laut vorlesen und singen. Mit der Zeit spürte ich, wie lächerlich die Sätze manchmal waren. In unseren Sitzungen sprachen wir ausführlich über meine Empfindungen bei dieser Übung. So konnte ich immer wieder überprüfen, ob die Glaubenssätze für mich noch Gültigkeit hatten.

Ebenso entdeckte ich mit Hilfe von intensiver Selbsterfahrung Glaubenssätze und Blockierungen, deren Ursprung vor langer Zeit gelegt worden war. Ich bin ein Mensch, der an das Konzept der Reinkarnation oder auch Wiedergeburt glaubt und eigene sogenannte transpersonale Erfahrungen gemacht hat. Aber egal, ob dieses Konzept den Tatsachen entspricht oder die Bilder, die in mentalen oder schamanischen Reisen vor meinem inneren Auge auftauchten, lediglich als Metaphern zu verstehen waren, ich war immer erstaunt, wie treffsicher die Informationen genau meinen aktuellen Problempunkt trafen. Was jedoch nichts an der Intensität und Qualität für die wahrnehmbaren Blockierungen in meinem jetzigen Leben änderte. Im Gegenteil – gerade diese Muster saßen besonders fest. Aber ich fand es auch sehr spannend, wie umfangreich mein Vorrat an Glaubenssätzen war.

Tagebuch

Sätze, die ich glauben will

Liebes Tagebuch,
ich bin wahrlich erschüttert. Ich habe in der letzten Zeit eine Menge an Glaubenssätzen herausgefunden, die mir mein Leben schwer machen. Das ist wirklich verrückt, aber ich fühle, dass allen Sätzen eine tiefe Wahrheit zugrunde liegt und ich mein Verhalten danach ausrichte. Der erste Glaubenssatz ist:

„Gebe dein Wissen und deine Liebe unter gar keinen Umständen weiter, du wirst dafür sterben. Setze deine Fähigkeiten, Heilungsenergie fließen zu lassen, deswegen nicht noch einmal für andere Menschen ein."

Mit diesem Verhalten schneide ich mich von dem URGRUND ALLEN SEINS, der Urquelle ab. Ich sammle Wissen, wie andere Menschen vielleicht Streichholzschachteln, und ersticke geradezu daran. Lesen ist schon immer eine meiner größten Leidenschaften, im Erwachsenenalter müssen es jetzt immer Sachbücher sein. Heute weiß ich, dass ich damit nur Zeit totschlage, mir vermeintliches Wis-

sen angelese, denn leider behalte ich von den unzähligen Inhalten der Bücher kaum etwas. Wenige Gedanken fallen auf einen fruchtbaren Boden oder lösen Erkenntnisse in mir aus. Heute empfinde ich das als großen Verlust an Lebenszeit. Aber auch das Wissen, das ich integriert habe, habe ich für mich behalten und es nicht weitergegeben. Und damit handle ich weder zu meinem besten Wohl noch zum Wohle aller. Menschen sollten einander mitteilen, was sie erkannt haben und sich gegenseitig in ihrer Entwicklung unterstützen und helfen. Aus meiner Weltsicht heraus ist dies der wichtigste Grund, warum wir hier auf Mutter Erde sind. Es ist unsere Pflicht und eine Ehre, dem Leben auf diese Art und Weise dienen zu dürfen.

Eine weitere Blockierung meiner Lebensenergie liegt in den Glaubenssätzen

„Vertraue den Menschen nicht, sie verraten dich und helfen dir nicht mal in der größten Not"

und

„Vertraue Mutter Erde nicht, sie verrät und tötet dich."

Beide Glaubenssätze tragen sehr großes Misstrauen in meine Gedanken und in mein Herz, was zur Folge hat, dass ich meine gesamte Umwelt als feindlich betrachte. Ich erwarte, dass mich Menschen ausnutzen, mich verraten und mich hilflos zurücklassen. Und genau solche Erlebnisse habe ich natürlich – Bewusstsein schafft Materie. Die Naturwissenschaftler haben bereits vor einigen Jahren bewiesen, dass der Beobachter eines Experiments mit seinen Gedanken und seiner Anwesenheit das gesamte Experiment beeinflusst. Diese Erkenntnis, als Schablone angewandt auf mein bisheriges Leben, macht mein grundlegendes und allumfassendes Misstrauen gegenüber den Menschen und meiner Umwelt verständlich, warum ich immer wieder enttäuscht wurde. Aber auch in anderen Lebensbereichen wie Partnerschaft oder Freundschaft spiegelt sich mein Misstrauen wider. Ich hatte z.B. viele oberflächliche Freundschaften, die ich heute mit Sicherheit nicht mal mehr als Bekanntschaften bezeichnen würde, ebenso wie wechselnde Partnerschaften, die immer wieder an fehlendem Vertrauen meinerseits scheiterten.

Alle bisher beschriebenen Glaubenssätze formen zusätzlich die felsenfeste Meinung in mir

„Verschließe dein Herz, dann fühlst du den Schmerz der Einsamkeit nicht, denn Liebe und Herzensverbindungen existieren nicht. Das ist alles eine einzige große Lüge."

Ein verschlossenes Herz jedoch macht einsam und in der Folge traurig. Welcher Mensch will schon gerne mit jemanden Kontakt haben, der sein Herz nicht öffnet? Dessen Einsamkeit und Traurigkeit einem aus jedem Knopfloch entgegenspringt? Dessen offensichtlicher Schmerz einen selbst in Traurigkeit und Hilflosigkeit stürzt? Der einem zudem ein grundsätzliches Misstrauen entgegenbringt? Wo keine Liebe mit offenem Herzen und frei von Erwartungen gegeben wird, da wird sich zwischen Menschen auch keine Liebe und Herzensverbindungen entfalten können.

Atempause

Nicht immer signalisiert Gähnen Müdigkeit oder Langeweile, es ist auch ein bekannter Stressanzeiger. Durch ein herzhaftes Gähnen gelangt mehr Luft in die Lunge, der Blutkreislauf wird mit zusätzlichem Sauerstoff versorgt und Verspannungen lösen sich. Allerdings nur, wenn Sie das Gähngeräusch nicht unterdrücken. Öffnen Sie zum Gähnen weit Ihren Mund, atmen Sie bewusst tief ein und vollständig durch den Mund wieder aus. Lassen Sie die Gähnlaute unbedingt zu und strecken Sie auch gerne Ihren Oberkörper dabei.

Die körperliche, seelische und geistige Heilungsebene und deren gegenseitige Beeinflussung sind bei den Schulmedizinern unbestritten, bei der **energetischen Heilungsebene** ist das schon manchmal anders. Ich hatte immer das Glück, dass ich mit meinem ärztlichen Unterstützungsteam über meine Genesungsbemühungen auch in diesem Bereich sprechen konnte. Das war sehr wichtig für mich. Durch den Hinweis einer Freundin machte ich damals die Bekanntschaft mit der Heilerin Mirjam Endter. Ich erwähnte sie bereits kurz im Kapitel „Lichtblicke“. Es hat allerdings einige Zeit gedauert, bis ich den Mut hatte, mich mit ihr zu treffen. Warum, weiß ich nicht mehr genau. Ich vermute, dass ich die Tendenz hatte, wirklich wichtige Situationen konsequent zu vermeiden. Dahinter steckt für mich der unbewusste Wunsch, dass alles beim Alten bleibt – auch wenn das noch so schrecklich sein mag. Es ist immerhin bekannt und die Angst vor dem Unbekannten ist definitiv größer als der Schmerz. Mirjam gab ihr gesammeltes Wissen über energetische Heilmethoden etwas später in einer Ausbildung an mich weiter, aber ich machte schon während ihrer Beratungen ganz wunderbare Erfahrungen auf diesem Gebiet.

So gelang es mir, allergische Reaktionen durch einfache energetische Methoden wie auf Knopfdruck entstehen und auch wieder verschwinden zu lassen. Meine Unverträglichkeitsreaktionen gegenüber Lebensmitteln konnte ich so zum Teil erheblich vermindern, je nach Intensität und Häufigkeit meiner täglichen Energieübungen in Form von speziellen Meditationen. Das zugrundeliegende Prinzip der Meditationen ist einfach: innerlich zur Ruhe kommen, durch ein Tor oder Portal in eine andere Bewusstseinsstufe eintreten, das Problem wahrnehmen über den persönlichen Wahrnehmungskanal wie fühlen, riechen, sehen, hören oder schmecken. Dies geschieht hauptsächlich mit – ich nenne sie mal – inneren Sinnesorganen. Dann das Problem mit Hilfe von göttlicher Energie, Liebe, Licht – oder wie auch immer diese Form der Energie genannt werden will – auflösen lassen und die Veränderung über den persönlichen Wahrnehmungskanal erkennen. Der Rückweg aus der Meditation findet durch das Eintrittstor oder –portal statt. Nach einer Verankerung des eben Erlebten im Körper kann wieder in das Hier und Jetzt aufgetaucht werden.

Zugegeben, das hört sich auf den ersten Blick alles unglaublich esoterisch und abgehoben an. Ich hatte anfangs sehr große Probleme, mich auf das sogenannte Göttliche überhaupt einzulassen. Ich war und bin sehr kritisch, was die Institution Kirche angeht und brauchte eine ganze Weile, bis ich meine realen, schlechten Erlebnisse nicht mehr mit der reinen Form dieser Energie in Verbindung brachte. Meine persönlichen Erlebnisse veränderten jedoch mit der Zeit meine Einstellung. Für mich ist es heute nicht mehr wichtig, wie diese unbeschreibbare Energie genannt wird: Allah, Gott, Schöpfer, Licht, Liebe, Wakan Tanka, Urgrund allen Seins, Urquelle oder Energie, um nur einigen zu nennen. Ich habe an meinem eigenen Körper erfahren, dass ich in vollem Vertrauen darauf, dass DA überhaupt ETWAS ist, um Heilung bitten darf und tatsächlich auch Heilung stattfindet. Die wichtigste Erfahrung war für mich, meinen Glauben an die Kraft des GROSSEN SCHÖPFERS – DER URQUELLE ALLEN SEINS wieder zu finden und wahrhaftig von innen heraus zu verstehen, dass LIEBE tatsächlich heilen kann.

Geistig-spirituelles oder auch energetisches Heilen geht davon aus, dass durch die Aktivierung der Lebensenergie – beispielsweise mit Hilfe eines Heilers – die Selbstheilungskräfte des Ratsuchenden angeregt und gestärkt werden. In der Philosophie des geistig-spirituellen und energetischen Heilens ist die Welt und jedes einzelne Wesen darin ein beseeltes, komplexes, natürliches und energetisches System, das von einer universellen Schöpferkraft beeinflusst wird. Krankheiten sind lediglich Störungen in diesem System und auf einen Mangel oder einen Überschuss an Energie zurückzuführen. Der Heiler unterstützt den Menschen bei der Wahrnehmung seiner Eigenverantwortung, ermutigt und unterstützt ihn in seinem persönlichen Prozess – nicht der Heiler heilt einen Menschen! Die begleitende Unterstützung in der Stärkung meiner Selbstheilungskräfte durch Mirjam war für mich sehr hilfreich, denn ich konnte mit ihrer Hilfe und in meiner Geschwindigkeit meine Themen herausfinden, bearbeiten und integrieren.

Im Laufe der Zeit merkte ich, dass ich immer mehr die körperlichen, seelischen, geistigen und energetischen Verknüpfungen, die zu meiner Erkrankung geführt hatten, verstand. Dies war ein großer Schritt in meiner persönlichen Entwicklung und ich kam immer stärker in Kontakt mit der Phase der „Annahme" zur Verarbeitung eines Verlustes. Trotzdem war ich unzufrieden über die Langsamkeit meiner gesundheitlichen Erfolge. Damals war ich einfach am Ende meiner körperlichen Kräfte, sodass ich oft nicht einmal mehr die Energie für meine hilfreichen Meditationsübungen hatte. Ich wünschte mir von Herzen Hilfe von außen. Mein Gefühl der Überforderung war einfach zu groß. Und so machte ich mich mal wieder auf die Suche nach einer neuen Methode.

Wandlungsprozess

Der Zufall half mir. Oder anders ausgedrückt: "Zufall ist vielleicht das Pseudonym Gottes, wenn er nicht unterschreiben will" (Zitat von Anatole France). Über meinen Lebenspartner Jörg nahm ich Kontakt mit Ulf Zinne auf, der mir lediglich diese mir unbekannte Methode und die möglichen Auswirkungen von MFL® (Morphisches Feld Lesen) erklären sollte. Mein Gefühl sagte mir damals, dass es sich für mich um eine effektivere Methode handeln würde wie die Chakraharmonisierung, die Gebetsheilung und meine Meditationsübungen. Rückblickend wurde ich nicht enttäuscht. MFL® ist für mich diese effektivere Methode, nach der ich so lange suchte.

Der britische Autor und Wissenschaftler Rupert Sheldrake prägte den Begriff „morphisches Feld“ für seine Hypothese, dass jedes sich selbst organisierende System, das ja bekanntlich mehr als die Summe seiner einzelnen Teile ist, auf allen Komplexitätsebenen charakteristische Eigenschaften besitzt. Diese Eigenschaften sind im morphischen Feld gespeichert und sind sozusagen das Urwissen des Universums. Sheldrake schreibt auf seiner Internetseite weiter, dass sich die morphischen Felder im Bereich der Psychologie (für mich besonders interessant) nicht ausschließlich auf reine Gehirnaktivitäten begrenzen lassen, sondern dass sie sich als erweiterte mentale Felder zeigen – also über den Körper hinaus gehen. Dies erkläre auch sogenannte „paranormale“ Phänomene, wie das eindeutige Gefühl, angestarrt zu werden. Deshalb gehe Sheldrake davon aus, dass persönliche Erinnerungen nicht ausschließlich im eigenen Gedächtnis gespeichert werden, sondern eben auch eine Selbstresonanz im morphischen Feld existiert. So verbinde uns alle eine etwas allgemeinere Resonanz mit allen anderen Menschen und somit mit dem kollektiven Gedächtnis unserer Gesellschaft und der gesamten Menschheit. Mit der Methode MFL® (Morphisches Feld Lesen) kann der Zugang zu diesen im morphischen Feld schlummernden Informationen erlernt werden. Dies ist hilfreich, um die schlummernden Erfahrungen, die in früheren Situationen entstanden und im Unbewussten abgespeichert wurden, wieder zu erinnern. Mögliche entstandene Blockierungen können dann aufgelöst werden. Klarheit in allen Lebensbereichen und in der Regel mehr Selbstvertrauen sind die Folge.

Lesetipp

Das Kapitel „Das morphische Feld – Quelle der Intuition“ aus dem Buch „Fühlen ist klüger als Denken“ von Kurt Zyprian Hörmann

Zurück zu meinen persönlichen Erfahrungen und meinem Kontakt zu Ulf Zinne. Da ich innerhalb von nur einer halben Stunde tiefes Vertrauen zu Ulf empfand, nahm ich meinen Mut zusammen und bat ihn gegen Ende unseres ersten Telefonats, in meinem morphischen Feld zu lesen. Und so begann unsere Zusammenarbeit auf energetischer Ebene, die mir eine Lebensqualität und Lebensfreude zurückbrachte, die ich nicht im Entferntesten zu hoffen wagte. Mein Lernzyklus mit Ulf, dessen Ziel zu jeder Zeit vollkommene Gesundheit war, lässt sich im Nachhinein in drei Sätzen zusammenfassen. Das sagt und schreibt sich leicht, die inhaltliche Tiefe und die daraus folgenden Konsequenzen waren für mich jedoch enorm.

1) *Ich bin nicht mein Körper.*
2) *Ich bin nicht mein Gefühl.*
3) *Ich bin nicht mein Tun.*

Ich bin nicht mein Körper (Nr. 1) – eine gewagte Behauptung, wenn eine nach schulmedizinischen Maßstäben unheilbar kranke Person dennoch einen Weg zurück in die Gesundheit sucht. Jahrelang war mein Denken von meinem Körper beherrscht worden, Einschränkungen diktierten meinen Alltag, sensible Umgebungs- und Körperwahrnehmungen sicherten mir schlichtweg mein Überleben. Und trotzdem sagen die Weisheitstraditionen dieser Welt: Ich bin nicht mein Körper. Besonders in Schmerzsituationen war und ist dieser Satz eine ständige Herausforderung und gleichzeitig ein Rettungsanker, um nicht völlig aus der Bahn geworfen zu werden. Mir hat er geholfen, gerade in schmerzhaften Zuständen Distanz zu mir selbst zu wahren, eine Beobachterposition einnehmen zu können und aus dieser Position heraus zu wissen, dass diese

Schmerzen auch wieder vergehen – so wie jeden Morgen die Sonne wieder aufgeht. Mein Herzenswunsch heute ist es, auf dem Planeten Erde bewusstseinsentwickelnde Erfahrungen zu sammeln. Dafür benötige ich meinen Körper, mein Biosystem, den Tempel meiner Seele. Daher ist es immens wichtig, sorgsam auf allen Ebenen für diesen Körper zu sorgen. Ich bin also nicht mein Körper und gleichzeitig nutze ich meinen Körper, um Erfahrungen sammeln zu können. Diese Erfahrungen sind von mir wertfrei anzusehen, d.h. Schmerzen und Muskelschwäche sind einfach nur Seins-Zustände, die es gilt intensiv zu erleben und wieder loszulassen.

Ich bin nicht mein Gefühl (Nr. 2) – ebenfalls eine Herausforderung für mich, da ich lange Jahre damit verbracht hatte, das Fühlen zumindest ansatzweise wieder zu lernen. Durch verschiedene Erlebnisse wählte ich den Weg der Gefühllosigkeit, um in der für mich so schmerzerfüllten und bedrohlichen Welt überleben zu können. Leider war es nicht möglich, ausschließlich sogenannte negative Gefühle abzuschalten, sondern es betraf alle Gefühlsregungen. Somit hatte ich ein zunehmend freud- und genussloses Lebensgefühl. Darunter litt ich lange Jahre sehr. Im Laufe der Zeit lernte ich langsam wieder Gefühle zu empfinden, ihnen einen Namen zu geben und meiner gefühlten Wahrnehmung zunehmend zu vertrauen. Und nun sollte ich „Ich bin nicht mein Gefühl“ verinnerlichen? Absurd, ich war doch so stolz darauf, endlich wieder zu fühlen! Allerdings geht es nicht darum, in den Gefühlen verhaftet zu bleiben, sondern sie als Hinweis wahrzunehmen und hinter die Kulissen zu schauen. Was wollen mir meine Gefühle an dieser Stelle mitteilen? Welches Thema liegt unter den Gefühlen, was kann ich in mein Herz integrieren, zu mir nehmen und damit gleichzeitig loslassen? Auch hier gilt es wieder, die Beobachterposition einzunehmen. Ich bin also nicht mein Gefühl und gleichzeitig nutze ich meine Gefühle, um Erfahrungen sammeln zu können. Diese Erfahrungen sind für mich am besten wie körperliche Schmerzzustände ebenfalls immer wertfrei anzusehen, d.h. Trauer und Freude sind einfach nur Seins-Zustände, die es gilt intensiv zu erleben und wieder loszulassen.

Ich bin nicht mein Tun (Nr. 3) – geradezu eine Provokation für mich. Selbstverständlich identifizierte ich mich mit meiner Arbeit. Das machen doch die glücklich und erfüllt arbeitenden Menschen alle so. Das kann doch gar nicht falsch sein? Ich erfuhr, wie schnell eine Emotion der Minderwertigkeit in mein Leben trat, als ich aus gesundheitlichen Gründen nicht mehr arbeitsfähig war. In unserer Gesellschaft gilt eben nur der Mensch etwas, der auch Arbeit und Leistung bringt. Auch ich wollte mit Leistung vermeintliche Erwartungen erfüllen, die ich in mir spürte. Ich wollte mir mit Leistung Liebe erkaufen, es war wie ein Tauschhandel. In mir gab es keine Vorstellung darüber, dass ich geliebt werden könnte, einfach nur weil ich da war – wegen meinem ICH BIN. Ich bin also nicht mein Tun und gleichzeitig nutze ich mein Tun, um Erfahrungen sammeln zu können. Auch diese Erfahrungen sind für mich wertfrei anzusehen, d.h. Erfolg oder Misserfolg sind ebenfalls einfach nur SEINS-Zustände, die es gilt intensiv zu erleben und wieder loszulassen.

Und wenn ich weder mein Körper, noch mein Gefühl, noch mein Tun bin, was bin ich dann? Ich bekam durch Ulf eine Antwort aus dem morphischen Feld:

Ich bin göttlich gewollte Liebe.

Göttlich gewollte Liebe – das hört sich gut an, dachte ich im ersten Moment. Und seitdem begleitete mich dieser Satz durch alle Höhen und Tiefen meines Wandlungsprozesses. Ulf Zinne und Roswitha Naßhan halfen mir, meine wichtigsten, mir völlig unbewussten und tiefen Energiestörungen aufzulösen. Die Auswirkungen der intensiven Reinigungsarbeit machten sich bei manchen körperlichen Symptomen überraschend schnell positiv bemerkbar, indem sie viel geringer wurden oder auch mal ganz verschwanden. Bei anderen körperlichen Symptomen änderte sich nichts. Natürlich wäre es an dieser Stelle interessant, die einzelnen Methoden genauer zu beschreiben. Abgesehen davon, dass es zu umfangreich für das Buch wäre, wäre es auch verantwortungslos. Energetische Methoden können über Schriftsprache aus meiner Sicht schwierig vermittelt werden. Hier ist die persönliche Erfahrung nötig und eine Person, die auf die entstehenden Fragen antworten und mit eventuell auftretenden, erst mal negativ anmutenden Reaktionen souverän umgehen kann. Grundlage energetischen Arbeitens kann z.B. die Erdungs- und Abgrenzungsübung sein, wie sie in Kurt Zyprian Hörmanns Buch „Fühlen ist klüger als Denken“ nachzulesen ist. Meine intensive Sehnsucht aber war, den Satz „Ich bin göttlich gewollte Liebe“ nicht nur intellektuell zu verstehen, sondern die göttlich gewollte Liebe wirklich zu spüren. Aber wie? Einen Vorgeschmack erhielt ich immer dann, wenn ich energetisch an meinen einzelnen Themenfeldern arbeitete und mir eben aus dieser Position der Liebe heraus uneingeschränkt Aufmerksamkeit gewidmet wurde.

Für mich war zu diesem Zeitpunkt nicht mehr das materialistische Weltbild mit den Ursache-Wirkungs-Prinzipien ausschlaggebend, sondern das sogenannte spirituelle Weltbild. Jeder Materie wohnt ein geistiger Impuls inne und den gilt es zu gestalten. Bewusstsein schafft Materie – sagte einmal ein spiritueller Lehrer zu mir – und diesen Satz konnte ich immer wieder selbst für mich erfahrbar machen. Beispielsweise beschäftigte ich mich eine Zeitlang mit Telekinese, d.h. mit der durch rein geistige Einwirkung hervorgerufene Bewegung von Gegenständen. Nachdem auch ich ein kleines Erfolgserlebnis in dieser Richtung hatte, war für mich bestätigt, dass ich mit meinem Bewusstsein mehr erreichen kann, als ich bisher

Lesetipp

Das Kapitel „Experiment Menschsein“ aus dem Buch „Unterwegs in die nächste Dimension – Meine Reise zu Heilern und Schamanen“ von Clemens Kuby

glaubte. Beeinflusst haben mich ebenfalls die unzähligen Biografien von diagnostisch gesehen unheilbar kranken Menschen wie von Clemens Kuby, Niro Markof Assistant, oder Theresia Maria de Jong, die entgegen jeder schulmedizinischen Meinung wieder gesund geworden sind bzw. nach eigener Aussage ein „normales Leben“ führen. Ich ging auf die Suche nach Gemeinsamkeiten in ihren Genesungs-Beschreibungen und entdeckte, dass es unter anderem die Anwendung von geistigen Heilungsweisen war.

Wie aber erlebte ich diesen inneren Wandlungsprozess, der direkte körperliche Auswirkungen hatte, konkret in meinem Alltag? Gemeinsam war allen energetischen Sessions mit Ulf, dass ich kurz danach so etwas wie eine Erstverschlimmerung hatte. Da meine symptomatischen Beschwerden grundlegend sehr vielfältig und stark waren, spiegelte sich dies in meinem schlechter werdenden gesundheitlichen Zustand in den ersten Tagen nach einer Session wieder. Es hat mich einige Erfahrungen und viel Durchhaltevermögen gekostet, in diesen Situationen nicht aufzugeben und mein „Experiment“ abzubrechen. Glücklicherweise gab es von Anfang an aber auch durchschlagende Erfolge, die eindeutig auf die energetische Arbeit von Ulf zurück zu führen waren, wie z.B. die lang anhaltende Schmerzlosigkeit meiner Muskeln – meine Fibromyalgie hatte sich über Nacht stark verringert! Auch meine Lungenwerte verbesserten sich. Ebenso verlor sich im Laufe der Wochen meine starke Müdigkeit, ich brauchte weniger Schlaf und war körperlich etwas leistungsfähiger. Dies nutzte ich und intensivierte langsam, aber stetig mein Bewegungsprogramm. Selbstverständlich übernahm ich mich dabei auch mal – wie gesagt, Geduld war nicht unbedingt eine meiner Stärken – aber auch die daraus resultierenden gesundheitlichen Rückschläge waren wichtig für meine Entwicklung. Sie zeigten mir deutlich, dass es für mich um eine sensible Balance geht: Mein Körper benötigte nach diesen vielen Jahren schwerer Erkrankung besondere Aufmerksamkeit und Schonung und ich konnte nicht einfach so tun, als wären die letzten Jahre nicht gewesen. Natürlich machte sich eine Intensivierung meiner täglichen Entgiftungsmethoden oder eine erneute ambulante Ausleitungstherapie körperlich sofort negativ bemerkbar. Mein Körper war dankenswerterweise das notwendige Korrektiv, das gedankliche Fehleinschätzungen innerhalb kürzester Zeit entlarvte und mich so wieder in die richtigen Bahnen lenkte.

Aber nicht nur auf körperlicher Ebene hatte die Arbeit mit Ulf unmittelbar Auswirkungen. Der mir so bekannte Brainfog (Gehirnnebel), den ich seit Jahren pausenlos hatte, verschwand durch die körperlichen Entgiftungsmaßnahmen und die Expositionsfreiheit von Schadstoffen zusehends und trat nur noch in akuten Expositionssituationen auf. Das war einerseits natürlich wunderbar, denn wer möchte schon ständig mit einem benebelten Gehirn durch sein Leben gehen? Das bedeutete für mich nämlich weder eine klare Wahrnehmung meiner

Umwelt noch meiner selbst zu haben, keine klaren Gedanken fassen zu können und an manchen Tagen massive Schwierigkeiten beim Formulieren meiner Sätze zu haben. Dann fehlten mir plötzlich Wörter, ich erinnerte mich nicht mehr an die Namen meiner Familienmitglieder oder an das, was ich mitteilen wollte. Meistens bemerkte ich meinen Brainfog nicht einmal, sondern wurde durch die Rückmeldung meiner Mitmenschen darauf aufmerksam gemacht. Durch dieses langsame, aber beharrliche Verschwinden meines dauerhaften Brainfogs wurden mir meine grundlegenden, mich krankmachenden Gedankenmuster immer klarer. Und glauben Sie mir, die krankmachenden Gedankenmuster zu erkennen war wahrlich alles andere als angenehm. Mein Verstand arbeitete in dieser Zeit konstant gegen meine Seele und in diesem Kampf fühlte ich mich oft verloren und hatte Angst davor, aufgerieben zu werden.

Aber es gab vom morphischen Feld durch Ulf auch dafür Lösungen. Als große Unterstützung habe ich die konsequente geistige Fokussierung auf positiv verlaufende Situationen erlebt. So beschloss ich bestimmte Wörter vorerst nicht mehr zu benutzen. Angst bezeichnete ich daher vorerst als „kuriose Herausforderung". Alte Gedankenmuster stellte ich auf den Prüfstand. Langsam, aber stetig fiel mir die Fokussierung meiner Gedanken auf den positiven Aspekt leichter. Statt das Negative in den Vordergrund zu rücken, bemühte ich mich, jeder Situation etwas Positives abzugewinnen. Für mich war mein Glas immer öfter einviertel voll statt dreiviertel leer. Konkret übertragen auf meine gesundheitliche Lage freute ich mich über jede Minute, die ich meine bisher zwanzigminütigen, langsamen Spaziergänge ausdehnen konnte. Jeder Meter mehr machte mich stolz, auch wenn ich verglichen mit gesunden Menschen weit weg von einer normalen Leistungsfähigkeit war. Ich akzeptierte immer ein Stück mehr meine Situation so, wie sie war, mit allen Höhen und Tiefen und dass sie sich täglich, stündlich, manchmal sogar in Minuten ändern konnte. An guten Tagen begab ich mich in den Fluss des Lebens, planerische Sicherheit gab es an meiner Seite nicht mehr – höchstens die Sicherheit, dass sich ständig alles ändern konnte. An schlechten Tagen erinnerte ich mich zudem in keiner Weise an meine bereits errungenen Siege. Das ist sehr unangenehm für mich selbst, viel zu schnell gerate ich dann in die Selbstmitleidsschleife und bin in der Folge davon unerträglich. Wenn es mir jedoch gelang – und ich arbeitete stetig daran – im Fluss des Lebens zu bleiben und mein Leben im Hier und Jetzt anzunehmen und zu leben, dann billigte ich automatisch der Phase der „Annahme“ immer mehr Raum zu.

Beeindruckt hat mich Franz Traunmüllers Umgang mit seiner Krebserkrankung. Er zeigte mir auf, wie hilfreich anstelle „geduldiges Zuwarten“ Gewissheit und Entschlusskraft und wie zerstörerisch die Selbstmitleidstour sein kann. Er vergleicht den Umgang mit einer schweren Erkrankung mit einer Wanderung auf einen hohen, felsigen Berg. Auch hier beginnt der Weg zumeist einfach und bequem. Im Laufe der Bergbesteigung wird der Weg naturgemäß unbequemer; je weiter er hinauf geht, umso gefährlicher wird es. Natürlich: zwischen Wiesen und Wäldern lässt sich entspannt wandern, im felsigen und unwegsamen Gebirge warten die wirklichen Herausforderungen. Steht man dann plötzlich vor unüberwindbaren Schwierigkeiten, ist eine Umkehr zwingend notwendig. Doch allzu oft ist diese Lösung nicht mehr gegeben und man stürzt in den Tod. Franz Traunmüller nennt in Bezug auf eine schwere, aussichtslose Erkrankung den „Selbstmitleids-Steig“ als eben diesen im Tal als bequem scheinenden Weg – er bietet sich sogar in der Regel ganz von selbst an. Sich widerspruchslos in sein Schicksal fügen und den Kampf schon aufgeben, bevor er überhaupt angefangen hat, ist anfangs einfach, endet im Verlauf einer Krebserkrankung jedoch meist tödlich. Franz Traunmüller rät, die Gedanken früh genug im Angesicht des Todes in die Zukunft zu richten. Dies erst in den letzten Tagen oder gar Stunden seines Lebens zu tun, bringe lediglich Hektik hervor – und das kann ein Sterbender doch nicht wirklich wollen?! In Ruhe und Gleichmütigkeit die Herausforderungen des Lebens – positive wie negative –

Lesetipp

Das Kapitel „In der Ruhe liegt die Kraft“ aus dem Buch „Mein unsichtbarer Begleiter – Vom Todfeind zum Todfreund“ von Franz Traunmüller

angstfrei an sich herankommen lassen, dies hat seine Krebserkrankung ihn gelehrt.

In der Ruhe liegt also die Kraft – wieder so eine Herausforderung für mich ungeduldige Person. Aber ich tat mein Bestes. Ich verlangsamte mein Alltagstempo, nahm mir Zeit für Entspannungsphasen und kochte regelmäßig auch für mich alleine. Denn nur dann konnte ich allen unvorhergesehenen Situationen mit Ruhe und Kraft begegnen. Ich verlernte zunehmend meinen starren Zeitrahmen, den ich mir in Zeiten meiner desolaten gesundheitlichen Lage auferlegt hatte. Dieser hatte mir über meine schwere Zeit geholfen, aber es war auch angenehm zu spüren, dass seine Zeit vorerst vorbei war. Immer noch schreibe ich in meinen Kalender meine Ruhe- und Meditationszeiten, „Sportstunden" oder Spaziergänge hinein, aber heute verstehe ich meinen Kalender viel mehr als einen Vorschlag und prüfe vorher, ob ich mit Freude bei der Sache wäre oder diese Aktivitäten nur aus Pflichtgefühl durchziehe. Es ist eben auch eine Frage der Haltung, ob das Gesundheitsprogramm den gewünschten Erfolg erzielt.

Parallel machte ich mich daran, meinen Alltag zu entrümpeln. Umzugskisten auspacken, schon lange nicht mehr benutze Kleidung oder Einrichtungsgegenstände verschenken oder verkaufen, Bücher aussortieren, Keller und Garage aufräumen – es war viel liegen geblieben in den letzten Monaten. Aber Stück für Stück befreite ich mich und meine Familie von unnötigem Ballast und stellte fest, dass alle Dinge, die mich bisher umgaben, auch einen Teil meiner Energie an sich banden. So fühlte ich mich mit der Zeit immer freier und leichter. Dieser Prozess wird sicherlich niemals abgeschlossen sein, aber heute überlege ich lieber dreimal, ob ich mir etwas Neues zulege. Ich genieße die Klarheit unserer Wohnung, in der immer weniger Dinge meine Aufmerksamkeit verlangen. Ich tauchte parallel tiefer und tiefer in mein Inneres hinab, neugierig, auf was ich noch stoßen würde. Ich empfand meine anstehenden Lernthemen immer als hoch komplex und selbstverständlich absolut individuell – und war sehr erstaunt, als ich während des Prozesses das Gegenteil feststellte.

Tagebuch

Alles Wesentliche ist einfach

Liebes Tagebuch,

Anfang der Woche habe ich endlich meine Nuss geknackt, die mich in den letzten Tagen so beschäftigt hat. War das eine schwere Geburt! Aber nun geht es mir wesentlich besser, was ich gleich an einem Mehr an Energie feststelle. Und heute ist der Tag, an dem meine Worte zu Dir wollen. Es ist erstaunlich, aber die Nuss ist im Prinzip nur eine weitere Seite der gleichen Medaille. Manchmal frage ich mich, wie viele Seiten diese Medaille hat… Vor einigen Wochen habe ich mich mit dem Thema Verlustangst auseinander gesetzt. Die jetzige Nuss trägt den Namen Beziehungssucht. Es fühlt sich so an, als wäre die Basis meiner verschie-

denartigen Probleme meine fehlende Selbstliebe. Denn dies ist nach meiner Ansicht der nächste Schritt auf dem Weg zur Heilung. Weißt Du was, Ulf, das ist so einfach und geradezu „banal", getreu dem Motto „Alles Wesentlich ist einfach", dass es auf mich tatsächlich eine beruhigende Wirkung ausübt. Es ist egal, mit welchem Thema ich mich intensiver beschäftige, es geht im Endeffekt immer um die Selbstliebe. Es sind nicht unendlich viele Probleme, deren Anzahl allein schon eine Lähmung verursacht, der Blick muss sich auf die Lösung richten. Und egal bei welchem Problem, wenn ich tief grabe, stelle ich fest, dass fehlende Selbstliebe der Auslöser ist und damit Selbstliebe die Lösung. Damit fokussiert sich die Aktivität für eine Heilung ausschließlich auf das Erlernen, Umsetzen und Fühlen von Selbstliebe. Und plötzlich ist der Berg vielleicht noch hoch, aber der Weg liegt klar und eindeutig vor mir. Das fühlt sich befreiend an!

Ich musste, sollte und wollte also die Selbstliebe lernen, wenn ich für meine großen und kleinen Probleme eine Lösung finden wollte. Eine Liebe, die von innen kommt. Durfte ich das? Mich selbst lieben? Wäre das nicht purer Egoismus? Wie die meisten Menschen kannte ich die sogenannte Form der Liebe, die an Bedingungen geknüpft war. Bedingungen, die mit der Erfüllung von Erwartungen verbunden waren. Mich selbst lieben bedeutete jedoch, eigenständig Dinge zu tun, die mir ein Lächeln auf mein Gesicht zauberten. Die ich tat, ohne irgendeine Erwartung zu erfüllen, nur weil sie mir eine tiefe innere Freude bescherten. Völlig zweckfrei. Dies sind Dinge, die unser Herz und unsere Seele singen lassen. Gleichzeitig war es wichtig, nachsichtig und sanft beispielsweise mit meinen Schwächen wie Erschöpfung oder Hilflosigkeit bezüglich meiner Erkrankung umzugehen. Mich selbst – egal was ich gerade tat – nicht als wertlos zu betrachten. Fehler als willkommene Lernchance anzusehen und in jeder Situation liebevoll mit mir und zu mir selbst zu sein. Diese Selbstliebe ist die Voraussetzung für die Herzöffnung gegenüber anderen Menschen. Ich hatte diese allumfassende und absichtslose Liebe durch meinen Reisebegleiter Ulf in großer Fülle und Tiefe kennen gelernt. Bei meinem Seminar zum Erlernen der Methode MFL® (Morphisches Feld Lesen) durfte ich dann feststellen, dass es noch mehr Menschen auf dieser Erde gibt, die mit offenem Herzen durch den Tag gehen und ihre Liebe mit Freude verschenken. Ich sog sie auf wie eine vertrocknete Pflanze.

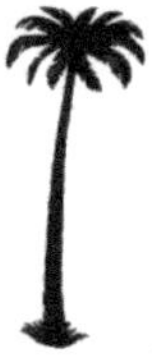

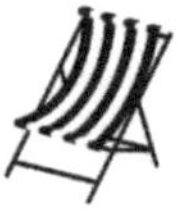

Atempause

Legen Sie sich aufrecht und bequem hin, winkeln Sie Ihre Knie leicht an und halten Sie diese etwas gegrätscht. Legen Sie eine Hand auf Ihren Bauch, die andere auf Ihre Brust. Atmen Sie nun tief durch die Nase ein, so dass die Luft erst Ihre Hand auf dem Bauch bewegt und ganz zum Ende Ihres Atemzuges nur leicht die andere Hand auf der Brust. Ihre Schultern bleiben entspannt. Beobachten Sie während des Atmens, wie sich Ihre Hand auf dem Bauch hebt. Atmen Sie nun langsam, mit geöffnetem Mund und einem Zischlaut aus. Ihre Aufmerksamkeit ruht auf der sich senkenden Hand auf Ihrem Bauch. Ihre Lungen leeren sich von oben (Brust) nach unten (Bauch). Kurz pausieren und so lange wiederholen, bis Sie sich entspannter fühlen.

Prüfungen

Je mehr ich in der energetischen Richtung Fortschritte wahrnehmen konnte, umso mehr traten meine körperlichen Schwierigkeiten wieder auf. Es war geradezu, als wären sie beleidigt, dass ich ihnen nicht mehr meine volle Aufmerksamkeit widmete. Es gelang ihnen immer wieder, mich mit voller Wucht an sie zu erinnern. Auch wurde ich auf der seelischen und geistigen Ebene immer wieder Prüfungen unterzogen, als müsse ich immer wieder beteuern, dass ich auf meinem Weg weitergehen will. Es war eine herausfordernde Zeit, kann ich dazu nur sagen. Unablässig galt es für mich, wachsam und achtsam im Umgang mit mir selbst und meiner Umwelt zu sein. Und natürlich rutschte ich an so manchem Tag wieder in eine der Phasen zur Verarbeitung eines Verlustes zurück, die ich schon längt überwunden glaubte. Selbst die Phase der „Verleugnung“ trat auf, wenn ich nicht aufpasste und ich mich so verhielt, als wäre ich zurzeit nicht schwerkrank. Aber es gelang mir immer schneller, diese Verhaltensweisen zu erkennen – was an sich schon ein Erfolg war.

Tagebuch

Ich darf sein

Liebes Tagebuch,

diesmal habe ich mein Thema „Ich darf sein“ gleich in kurzer Zeit intensiv auf verschiedenen Wegen präsentiert bekommen und war entsprechend neben der Spur, bis ich mein inneres Chaos Montagnachmittag endlich in Worte fassen konnte. Neben der Herzintegrationsarbeit, die ich, wann immer negative Emotionen wie z.B. Angst oder Zweifel auftauchen, möglichst zeitnah mache, hat mir ein Gespräch mit einer Bekannten geholfen, meine Gedanken zu sortieren. Im Gespräch fällt mir das leichter. Unterstützend wirken natürlich Erdung und Chakrareinigung, wenn auch nicht so offensichtlich. Die Interaktion mit anderen Menschen strengt mich an, da mir mein Sein-dürfen schon alleine mit mir selbst sehr schwer fällt. Aber in Anwesenheit von anderen erst recht. Sobald ich abends im Bett liege, fühle ich jede Menge Ängste vor Einsamkeit, Zweifel an mir und meiner Kraft. Der Gedanke „es ist leichter/schöner zu sterben“ ist sehr präsent, weil ich (immer noch) nicht weiß, was ich hier auf der Erde soll. Mein Unverständnis darüber ist noch größer geworden bzw. absolut eindeutig. Ich definierte mein Leben bisher immer über das, was ich tue, nicht über das, wer ich bin. Roswitha hat mir am Samstag Definitionen in mein Zellgedächtnis „eingepflanzt“ und ihre Sätze berührten und erschütterten mich tief. Jeder einzelne ist wahr und ich stelle fest, dass ich keine Ahnung habe, wie sich vollständige Gesundheit, jemanden lieben, geliebt zu werden, Gottes Liebe würdig zu sein, Hingabefähigkeit oder Freude anfühlt. Das macht mich sehr traurig. Ich fühle mich, als würde ich eine Fremd-

sprache wie Chinesisch lernen, die so anders ist als unsere deutsche Sprache. Manchmal weiß ich wirklich nicht, weshalb ich hier auf Mutter Erde durchhalten soll, wenn meine Seele unsterblich ist und ich dort drüben in der Einheit sein kann. Wenn ich nicht mehr weiter weiß, bete ich „Dein Wille geschehe“ und bade mich gleichzeitig in weißem Licht. Aber diese Frage und der innere Schmerz, weil ich mich hier fehl am Platze fühle und keine Antwort auf das „Warum“ weiß, ist immer da, wenn ich tief in mich spüre. Vermutlich gratuliert mir Ulf nun, dass ich dies erleben darf, und sagt, dass ich durch meine große Kraft mit diesem fundamentalen Thema konfrontiert werde. Das kann ich sehen und dennoch ist es eine große Herausforderung für mich, in der Liebe und im Vertrauen auf das Göttliche zu bleiben. Ich habe keine Idee einer Antwort. Ich kann nur abwarten und darauf vertrauen, dass mir eine Antwort offenbart wird…

Durch die Veränderung der Inhalte meiner Gedanken traten immer stärker die wirklich existentiellen Fragen in den Vordergrund. Ich begann mich zu fragen: „Wer bin ich?“, „Was ist der Sinn meines Lebens auf dieser Erde?“ und „Warum mache ich ausgerechnet diese Erfahrung?“ Intellektuell klar war ja schon: Ich bin nicht mein Körper. Ich bin nicht mein Gefühl. Ich bin nicht mein Tun. Sondern ich bin göttlich gewollte Liebe. Dem Verstand brauchte ich keine weiteren Argumente geben, aber ich wollte die Liebe doch endlich fühlen! Im Nachhinein betrachtet erkenne ich, dass mich die Auseinandersetzung mit diesen Fragen einen großen Schritt vorangebracht hat. Aber in der damaligen Situation konnte ich dies nicht erkennen. Damals blieb mir nur, trotz all meiner Ängste und Zweifel mein Herz immer weiter zu öffnen und ich war sehr froh, dass ich in Ulf einen perfekten Reisebegleiter gefunden hatte – sonst hätte ich mich in diesem für mich unübersichtlichen und mit Hindernissen gespickten Gelände mit Sicherheit verlaufen.

Tagebuch

Filigran gewebtes Netz der großen Weisheit

Liebes Tagebuch,

ich habe noch viele Seiten in meinen Tagebuchaufzeichnungen über Erkenntnisse bei meiner Visionssuche, bei schamanischen Reisen oder bei mentalen Sessions gelesen und bin erstaunt darüber, wie viel Wahrheit ich schon vor fünf Jahren als Antworten erhalten und sie nicht verstanden habe. Ich staune über das filigran gewebte Netz der großen Weisheit, die sich dahinter verbirgt. Diese wunderbare Schönheit, in der alles zusammenpasst, ergibt einen tieferen Sinn, der für mich nur durch einen göttlichen Plan entstehen kann. Mein Satz der Visionssuche war: „Ich gebe mich hin, dem Göttlichen in mir und diene ihm.“ Dieser Satz hat nichts an Wahrhaftigkeit eingebüßt, im Gegenteil! Ich erkenne, dass ich momentan mit deiner Reisebegleitung, Ulf, ein Stück mehr mein Herz öffne und alte Verletzungen mit deiner Hilfe heile. Mein Vertrauen in die Menschen ist in den Jahren um ein Vielfaches größer geworden und wächst weiter. Ich habe mich durch dich wieder daran erinnert, dass mich das Verschließen meines Herzens krank macht und dass die Liebe mich heilt. Sehr gerne möchte ich nun auch Mutter Erde wieder voll vertrauen und ganz im Da-Sein leben. Zu meinem Wohle und zum Wohle aller will ich meine Fähigkeiten (welche genau? wie genau?) einsetzen, obwohl ich mir geschworen hatte, dies nie wieder zu tun. Ich frage mich, was sich in den letzten Jahren verändert hat… Es sind immer noch dieselben Themen, die mich in diesem Leben beschäftigen… aber ich habe eine neue Tiefe erreicht. Meine Krankheit zeigt mir, wie essentiell die Liebe und das Vertrauen in das Göttliche ist.

Wie aber kann ich die Liebe und das Vertrauen in das Göttliche in mir selbst dauerhaft spüren? Wo ist dieses Gefühl in meinem Körper beheimatet? Ist es möglich, dieses Gefühl zu lernen? Ich stellte mir Fragen über Fragen und erhielt von meinem Verstand keine Antworten. Ich war auf ganzer Linie ratlos und oft sehr verzweifelt. Kein Buch konnte mir hier weiterhelfen, wie ich mit der Zeit herausfand. Das war absolut neu für mich. Meine Aufgabe war es, absolut im Hier und Jetzt zu sein und genau hinzuspüren, was dort gerade war – egal um welche situationsabhängige Emotion es sich handelte. Es ging immer intensiver darum, emotionale Erfahrungen zu machen, die Emotionen möglichst aus der Beobachterperspektive wahrzunehmen, sie zu durchleben, bei Bedarf aufzulösen und erst im Nachhinein darüber nachzudenken. Ich ließ mir zunehmend Zeit, meine Emotionen an die Oberfläche kommen zu lassen. Gleichzeitig fällte ich immer langsamer Entscheidungen, um bewusst Zeit zu haben, meine innere Gefühlslage in diesem Zusammenhang überhaupt spüren zu können und sie so in meine Entscheidung einfließen zu lassen.

Ich erlebte unendlich scheinenden Schmerz und Trauer und war sehr überrascht, als ich mich diesen Emotionen mit Haut und Haaren hingab: Nachdem ich meiner Angst vor diesen Emotionen keinen Raum mehr zugestand, sondern mich immer wieder mutig mitten ins Geschehen warf, erfuhr ich nach einiger Zeit, wie Langeweile in mir entstand. Ich war absolut verblüfft, hinter der Angst und dem Schmerz und der Trauer steckte Langeweile? Ich erinnere mich, wie ich auf unserem Sofa lag und mich ganz klar entscheiden konnte, mich jetzt weiter zu langweilen oder aber in den Garten zu gehen und die Natur zu genießen. Ich entschied mich für unseren Garten und erlebte in vielen verschiedenen Farben blühende Blumen, die im leichten Wind rauschenden Blätter der Bäume, das wohlige Schnurren unserer Nachbarskatze und die zwitschernden Vögel als ein wunderbares Geschenk. Ich war ganz kurz – und sobald es mir auffiel, war es schon wieder verschwunden – völlig zufrieden und glücklich im Hier und Jetzt gelandet. In den Momenten, in denen mich Angst, Schmerz und Einsamkeit nur so überrollten, sodass ich nicht in der Lage war, den Beobachterstatus einzunehmen, gewöhnte ich mir an, das Lied „Wieder so ein Moment“ von Ulrike Schultz zu hören oder mitzusingen. Ich hatte es immer bei mir. Es gab mir unglaubliche Kraft zum Durchhalten und mit der Zeit gelang es mir danach meistens, meine Emotionen wieder auf die Seite legen zu können und mich mit anderen Dingen zu beschäftigen.

Ich überlegte mir immer gründlicher, mit was ich meine Zeit verbringen wollte. Welche Situationen und Menschen es mir wert waren, meine immer noch geringen Energieressourcen einzusetzen, was und wer in mir ein Gefühl von Auftanken und Genährt-Werden entstehen ließ. Welche Erfahrungen mir Erinnerungen bescheren konnten, die mir über meine nächste – sicherlich kommende – schwere Zeit hinweghelfen würden. Ich fing an, genau diese Erlebnisse aufzuschreiben. Nicht immer nur „Auskotz“-Tagebucheinträge zu verfassen, die mich das ohnehin schon schlechte Gefühl noch deutlicher wahrnehmen ließen. Außerdem achtete ich darauf, genau in solchen schweren Situationen aufbauende Worte zu lesen – seien es meine eigenen oder die von anderen Menschen. Ich stellte mir sozusagen eine kleine Buch- und Hör-Auswahl für den Notfall zusammen, um mir selbst immer wieder Mut zuzusprechen. Langsam lernte ich, mich den schönen Kleinigkeiten meines stark eingeschränkten Lebens zuzuwenden und sie in vollen Zügen zu genießen: täglich bis zu einer Stunde Meditieren, regelmäßiges Spazierengehen und Yoga gehörten bald zu meinem Bewegungsprogramm, lange Telefonate mit mir lieben Personen, Spiele-Nachmittage mit meinen Stiefkindern, Genuss-Lesen von herzerwärmenden Romanen, in unserem Garten die Sonne genießen, manchmal Klavierspielen und Singen. Ich fühlte mich mit der Zeit tatsächlich etwas energiereicher und beschloss daher, meine extrem engen Grenzen auszuweiten. Denn meine Zeiten, in denen ich ganz in das Hier und Jetzt eintauchte, waren zufällig, von kurzer Dauer und selten. Um hier eine Veränderung zu bewirken, besuchte ich ein körperorientiertes Seminar nur für Frauen beim Institut „Bewusster leben und lieben". In einem Raum voller absichtsloser und liebevoller Berührungen kamen wir durch Tanzen und Meditieren in Kontakt mit unseren inneren Emotionen. Eine Gruppe von zwanzig Frauen, die einzig und allein zusammenkam, um ihre Gefühle im Hier und Jetzt zu spüren – herrlich, aufwühlend und herausfordernd! Ich bekam tatsächlich Kontakt zu meiner inneren Kraftquelle und war überrascht und berührt von ihrer Anwesenheit.

Tagebuch

Ganz im Schmerz sein

Liebes Tagebuch,

um nach der intensiven inneren Arbeit wieder in Kontakt mit der Alltagswelt zu kommen, laden uns unsere beiden Seminarleiterinnen zu einer Baummeditation mit sehr alten Bäumen am Rande eines kleinen Sees ein. Es ist früher Morgen, der Himmel strahlt blau, die Sonne wird langsam aber stetig wärmer und es ist ein Genuss, barfuß auf Mutter Erde zu gehen. Die ganze Seminargruppe spaziert langsam, um nicht zu sagen schleicht, auf dem Weg durch das noch verschlafene Dorf am Sonntagmorgen. Das Grün der Büsche und Bäume am Wegesrand strahlt mir entgegen, ich empfinde alle Geräusche, Gerüche und Farben überdeutlich. Die Meditation hat für mich bereits begonnen.

Barfuß lege ich den asphaltierten Weg zurück, schon bald fangen meine ungeübten Füße an zu schmerzen. Die frische Luft zwischen den Feldern ist Balsam für meine Lungen und für meinen Geist. Die letzten Tage der inneren Arbeit waren nährend, aber auch anstrengend. Ein kleiner Weiher kommt in meinen Blick. Keine Bäume zu sehen… Er ist also nicht unser Ziel, weiter geht es, vorbei an einem kleinen Schlösschen mitten im bayerischen Niemandsland. Mich treibt es vorwärts, ich freue mich auf die beschriebenen Bäume und die Einladung, dort zu meditieren. Die Kraft und Würde von Bäumen, ihre Weisheit und ihre Gelassenheit vermitteln mir jedes Mal aufs Neue innerhalb kürzester Zeit eine unglaubliche Stärke, die sich auf mein gesamtes Körpersystem heilend und wohltuend auswirkt. Meine vormals chaotischen Gedankenströme klären sich wie von selbst und ich komme innerhalb kürzester Zeit in meine Mitte.

Ich hebe meinen Blick vom Asphalt in die Ferne. Wann sind wir endlich am Ziel? Ich traue meiner eigenen Wahrnehmung nicht und wie ferngesteuert gehe ich weiter auf den See zu. Ich sehe die Seminargruppe in einem Kreis stehen, sich an den Händen fassend. Ungläubigkeit erfüllt mich – es sind keine alten und würdevollen Bäu-

me am Rande des Sees zu sehen, stattdessen ein wahres Schlachtfeld. Schreck und unfassbarer Schmerz rast in mein Herz. Alle alten Bäume wurden umgesägt. Den grünen Blättern nach erst vor ein bis zwei Tagen. Die gesamte Gruppe ist geschockt, viele Menschen weinen, unsere Meditationsaufgabe tritt in den Hintergrund. Hier gilt es jetzt das Unfassbare in irgendeiner Form aufzunehmen und zu verarbeiten. In mir brüllt nur eine Frage: „Wie können (sich) Menschen so etwas (an)tun?" Es gibt keinen ersichtlichen Grund für das Umsägen dieser wunderbaren 100 bis 150 Jahre alten Linden. Tiefe Trauer und Mitgefühl für diese Bäume steigen in mir auf. Ich klettere langsam von Baum zu Baum, berühre die Schnittflächen, zähle die Jahresringe, bete für die Seelen der Bäume. Bete dafür, dass ihr wunderschönes Holz möglichst für Kunstwerke verwendet werden möge, danke den Linden, dass sie sich hingegeben haben – auch wenn ich den Sinn im Moment nicht verstehen kann.

Auf dem Rückweg drehe ich mich am Ende des Schlachtfeldes ein letztes Mal um, um diesen grausigen Anblick ganz in mich aufzunehmen und tief in mir die Botschaft zu verankern, die mir dieses Bild mitteilen will. Ich höre ein lautes „bijäää", ein Bussard kreist hoch über mir unter der Weite des strahlend blauen Sonntagmorgens. Er erinnert mich daran, jetzt in meinem Leben die nötige Distanz zu halten und aus dieser heraus zu beobachten. Mich hinaufzuschwingen in meine eigenen kosmischen Höhen, wo ich mich in den Bahnen der wahren Gesetzmäßigkeiten befinde und von wo ich mein eigenes Lebensmuster am besten überschauen kann.

Ich bete mit hoch erhobenen Armen für die Heilung dieses Kraftplatzes, knie mich demütig und schmerzerfüllt auf die Erde nieder. Es ist nicht nur der Schmerz dieser unfassbaren Tat, die sich mit meinen Tränen eine Ausdrucksform nach außen bahnt. Es ist auch mein innerer Schmerz, den ich wegen meines bisherigen Lebens mächtig und fordernd spüre. Ein lauter Schrei formt sich in der Mitte meines Körpers und drängt nach außen. Mit hoch erhobenen Armen schreie ich meinen Schmerz in die Welt – und plötzlich und überraschend spüre ich Frieden in mir. Es ist von mir alles gesagt und getan an diesem Sonntagmorgen. Erschöpft wende ich mich um und gehe langsam, ein Lied für Mutter Erde singend, Arm in Arm mit einer Teilnehmerin zurück zum Seminarhaus – absolut im Hier und Jetzt verankert.

Durch diese Erfahrung im Frauen-Seminar hielt das Gefühl, das absolute SEIN zu spüren, länger an und ich empfand es als tiefer. Das Schockerlebnis mit den umgesägten Bäumen riss mich aus meinen gewohnten Bahnen. Es galt mein inneres Erleben beobachtend zu fühlen, zu verstehen, zu integrieren und weiterhin im Vertrauen zu bleiben, anstatt an der Welt und der Gesellschaft zu verzweifeln. In den darauffolgenden Gesprächskreisen wuchs ich über meine inneren Grenzen hinaus, ich ließ mich voll und ganz auf alle Erfahrungen ein, die in dem Augenblick gemacht werden wollten. Alle Ängste und selbstgewählten Beschränkungen hatten für den Moment nun keine Wirkung mehr. Es war eine absolute „Annahme“ dessen, was jetzt gerade ist. Dies lässt sich schwer mit Worten beschreiben, aber ich erhielt dadurch auch das Geschenk endlich zu spüren, was es heißt, göttlich gewollte Liebe zu sein. Es war ein zutiefst berührendes Erlebnis, das mich sprachlos machte. Mein Herz floss über vor lauter wahrhaftiger Liebe, die sich auf meine gesamte Umwelt richtete und alles und alle mit einschloss. Und immer hatte ich gleichzeitig auch noch einige „körperliche“ Prüfungen zu bestehen.

Tagebuch

Erinnerungen an meine tägliche Hölle

Liebes Tagebuch,

ich spüre große Kraftlosigkeit in mir. Stelle mir die Frage, ob ich mein Ziel „Ich will gesund werden“ noch im Blick habe. Was hat sich gesundheitlich für mich verbessert? Durch meine Kraftlosigkeit ist dies derzeit nicht so ersichtlich. Ich fühle große Trauer in mir, Schmerz, Wut, Enttäuschung – alles Emotionen, die mein Verstand nicht mit Gesundheit verbindet. Meine Motivation, jetzt weiterzumachen und dran zu bleiben, schwindet. Dazu kommt, dass ich Freitagabend und Samstag Nierenschmerzen hatte, diesmal auf der linken Seite. Diese Schmerzen kosten mich zusätzlich Kraft. Glücklicherweise sind sie nicht besonders stark, sodass sie die mit viel Nierentee, Wasser trinken und Wärmflasche ertragbar bleiben. Viel Wärme, Ruhe und Aufmerksamkeit für meine Bedürfnisse tun mir gerade besonders gut. Meine Lungenwerte sind anhaltend seit dem Sommerurlaub wieder auf dem niedrigeren Niveau wie vor der ersten Session mit Ulf. Dazu habe ich mir Montagnachmittag nach langer Zeit eine richtig heftige Entzündungsreaktion durch die Ausdünstungen von chemischen Stoffen eingefangen. Es fühlt sich unangenehm an – Entzündungsreaktionen im gesamten Körper: Magen, Darm, Muskeln, Nerven, Zahnfleisch. Und diese unglaubliche Müdigkeit, mein Kopf ist so langsam, Denken schwer möglich, ich kann den Gesprächen kaum folgen, bin vergesslich, habe Wahrnehmungsstörungen, spüre die Grenzen meines Körpers nicht – die volle Palette. Ich empfinde das als hart. Die anfangende Depression habe ich ganz gut mit Meditieren in den Griff bekommen, die körperlichen Reaktionen leider nicht. Es ist eine Herausforderung, trotz des ganzen Schmerzes, der anderen Gefühle und dieser Entzündungsreaktionen daran festzuhalten, dass das energetisch-geistige Arbeiten für mich der richtige Weg ist. Ich wünsche mir im Moment nur eine Energietankstelle. Kaum zu glauben, dass ich diesen Zustand acht Jahre täglich hatte, ich hatte es schon fast vergessen, wie es sich anfühlt – nämlich grässlich!!! So hoffe ich aus ganzem Herzen, dass dies alles die Erstverschlimmerung ist und die vielen, vielen Zweifel in mir völlig ungerechtfertigt sind.

Meine Gesundheit hatte also Rückschläge zu verkraften: Meine Laborwerte für die Entgiftungsleistung waren extrem niedrig und zusätzlich wuchs mein schon bekanntes Myom an der Gebärmutter plötzlich so schnell, dass meine Ärztin mir zu einer Operation riet. Dies stürzte mich in tiefe Zweifel. Weshalb wurden meine gefühlt gesteigerten Energieressourcen nicht auch auf körperlicher Ebene sichtbar? Wie umgehen mit meinen heftigen Emotionen? Wieder ein Test aus der geistigen Welt? Wie ernst ist es mir, mich der geistigen Welt voll und ganz anzuvertrauen? Welchen Weg will ich weiterhin einschlagen? Was tun mit der Aussage, ich soll mich möglichst schnell operieren lassen, die Gefahr eines Sarkoms, also von Krebs in der Gebärmutter wäre gegeben? Ich war verwirrt und sah meine einzige Hoffnung, die für mich richtige Entscheidung zu treffen, in dem Sammeln von Informationen und darauf aufbauend dem Folgen meiner inneren Stimme – die kompromisslose „Annahme" in diese derzeitige Situation. So zog ich mich nach einer Reihe von Arztterminen und Telefonaten mit Freunden und Bekannten in mich selbst zurück und hörte bzw. spürte in mein Inneres.

Tagebuch

Spüren was ist

Liebes Tagebuch,

was soll ich bloß tun? Mich wirklich operieren lassen? Jetzt habe ich ein halbes Jahr lang versucht, durch Meditation mein Myom zu verkleinern und es hat nicht geholfen. Stattdessen ist es noch größer geworden und immer wieder habe ich eigenartige Schmerzen auf meiner linken Seite, die der Urologe nicht anders erklären kann.

Aber dann kann ich keine Kinder mehr bekommen! Puh, jetzt bin ich fast vierzig und ich dachte, ich hätte dieses Thema für mich schon abgeschlossen gehabt mit dem Ergebnis, aus gesundheitlichen Gründen keine Kinder zu bekommen. Ich will meine Allergien und die Schwermetallbelastung nicht weitergeben, auch könnte ich mit meiner körperlichen Schwäche ein Baby nicht rund um die Uhr versorgen. Warum wird nun diese Frage wieder so wichtig??? Es ist sicherlich auf die Endgültigkeit zurückzuführen, denn tief in mir fühle ich, dass ich keine Kinder mehr haben möchte. Also gut, was für Vorteile hätte denn eine Operation meiner Gebärmutter? Keine regelmäßigen Hammer-Schmerzen im Unterleib am Beginn meiner Monatsblutung und keine Verhütungsfragen bei der Sexualität mehr. Das klingt doch ganz gut in meinen Ohren. Bleibt nur zu hoffen, dass der operierende Arzt keine Krebszellen findet. Ich befürchte, je länger ich mit einer Operation warte, desto mehr Zeit haben meine Zellen zu entarten. Und mit meiner Multisystemerkrankung ist das ja nicht ganz abwegig. Okay, dann bleibt noch die schwierige Frage, wo und von wem ich mich operieren lassen will. Wie überstehe ich die Narkose, wie den Krankenhausalltag mit den vielen chemischen Ausdünstungen und dem für mich unverträglichen Essen? Welcher Arzt hat Verständnis für meine Einschränkungen durch meine Multisystemerkrankung und geht auf meine vielfältigen Bedürfnisse ein?

Als sehr hilfreich für meine Entscheidung empfand ich die Worte von Dr. med. Christiane Northrup in ihrem Buch „Frauenköper Frauenweisheit“. Denn wie so viele Frauen, wollte auch ich unbedingt auf natürlichem Wege das Myom heilen. Die Gynäkologin Northrup berichtet aus eigener Erfahrung, dass viele Frauen eine Operation nicht einmal in Erwägung ziehen würden, obwohl manche Beschwerden sich mit einer konservativen, organerhaltenden Operation einfach behandeln lassen würden. Sie schlägt vor, die gesamte Operation als eine Heilzeremonie zu betrachten und auch zu gestalten. So wären auftretende Ängste vor einer Operation Hinweise auf Heilungsmöglichkeiten frühere negativer Erlebnisse. Ebenso bestehe die Gelegenheit alte Verhaltensmuster, die der jetzigen Situation unangemessen sind, zu hinterfragen. Beispielsweise kann das Zulassen von Hilfe durch andere Menschen eine heilsame Erfahrung sein oder auch das „Sich-Hingeben“ an das Chirurgen-Team, die Krankenschwestern und die innere Stimme. Nicht zuletzt könne eine Operation auch als das Wegschneiden von etwas Altem angesehen werden, das dem Wachstum von etwas Neuem Platz mache. Vor allem sei es wichtig, alle Gefühle, die im Rahmen einer bevorstehenden Operation oder

Lesetipp

Das Kapitel „Heilung durch Operation“ aus dem Buch „Frauenkörper Frauenweisheit“ von Dr. med. Christiane Northrup

auch kurz danach in einem auftauchen, Raum zu geben. Diese Botschaften haben großes Heilungspotenzial.

Die Worte von Christiane Northrup bestärkten mich in meinem Gefühl, dass für mich eine Operation die richtige Wahl sei. Ich entschied mich, die Operation im Agaplesion Diakonieklinikum in Hamburg durchführen zu lassen. Meinem Wissen nach ist das das einzige Krankenhaus in Deutschland (im Jahr 2011), das dank einer Selbsthilfegruppe speziell hergerichtete schadstoffarme „Umweltzimmer" hat. Voraussetzung für die Aufnahme in diesem Zimmer ist ein ärztlicher Nachweis der attestierten MCS (Multiple Chemikalien Sensitivität), umweltbezogener Allergien/Intoleranzen (Multiallergien) und/oder einer chronischen Intoxikation. Rückblickend war die Entscheidung goldrichtig. Zugegeben, die Anfahrt war natürlich sehr lang, aber ich habe mich rundum wohl gefühlt und wurde bestens betreut. Endlich musste ich mich für meine Einschränkungen weder rechtfertigen noch hatte ich das Gefühl, mir glaubt keiner.

Ich formulierte meinem Chirurgen gegenüber ausgesprochen klar meine Wünsche und Befürchtungen. Nur im Falle von Krebs hatte er die Erlaubnis, neben der Gebärmutter und dem Myom die betroffenen anderen Gewebe wie Eierstöcke oder Muttermund zu entfernen. Ich war anfangs sehr skeptisch, ob ich mich von einem Mann untersuchen und operieren lassen wollte. Meine Missbrauchserfahrung stand während der Erstuntersuchung plötzlich mitten im Raum und ich bekam Angst. Nach offenen Worten dem Arzt gegenüber durfte ich die sanfteste gynäkologische Untersuchung meines bisherigen Lebens erfahren. Ich war so unendlich dankbar für diese Lerneinheit! Das gab mir den Mut, diesem Mann mein Leben anzuvertrauen. Ich habe es nicht bereut – er hat wunderbare chirurgische Arbeit geleistet. Der Vorschlag von Christiane Northrup, die Operation wie eine Heilzeremonie zu begreifen, war absolut stimmig für mich und daher widmete ich mich nach der gesamten Organisation meines Krankenhausaufenthaltes bereits zuhause der Gestaltung dieser Zeremonie. Zuerst malte ich ein Bild für meine Gebärmutter, in dem sichtbar wurde, was ich verlieren und was ich gewinnen würde. Benjamin Schneider begleitete mich liebevoll und unterstützend in einem schamanischen Ritual, das mir viel Zuversicht schenkte. Ich schrieb einen Abschiedsbrief an meine Gebärmutter, den ich während meiner Operation vorlesen lies. Ich bat Freunde und Bekannte, für mich, für den guten Verlauf der Operation und für meine anschließende Heilung zu beten. Ich war in stetigem Kontakt mit der geistigen Welt und bat um Unterstützung. Ich sorgte für heilerische Begleitung während und nach der Operation durch Ulf und Roswitha. Kurz bevor ich für den Eingriff abgeholt wurde, erhielt ich noch eine Nachricht von Ulf: „Danke, dass Du mich den Wert des Lebens lehrst." Mit diesem Satz und dem Gefühl, mich ganz in göttliche Hände zu begeben, geschützt und getragen zu sein, schlief ich durch die

Narkose friedlich ein. Ich gab nun mein ganzes Sein in die göttliche Energie und war bereit, wirklich alles anzunehmen, wie es ist, und sei es auch Krebs.

Es mag sich seltsam anhören, aber dieser Krankenhausaufenthalt war wirklich eine ganz besondere Erfahrung. Die Operation verlief absolut einfach und außergewöhnlich schnell – selbst der Chirurg war überrascht davon. Dank der geistigen Welt und Roswithas Impulsen konnte ich nach der Operation ohne Schmerzmittel auskommen. Jörg kümmerte sich nach dem Aufwachen um mich und heilte durch seine stundenlange Anwesenheit viele alte Verletzungen meiner früheren Krankenhausaufenthalte. Die unterstützenden Gebete von so vielen Menschen haben mich durch diese Zeit getragen und mich jederzeit gehalten. Das zu spüren und diese Hilfe anzunehmen, war ebenfalls ein wichtiger Teil meiner Heilung. Natürlich fühlte ich mich auch mal einsam, da ich wenig Besuch bekam. Umso wunderbarer war der Besuch von Christian und Ulf – jeder auf seine Art ein Geschenk für mich. Aber auch die Zeiten der Ruhe waren enorm wichtig. Vertrauensvoll alle Kontrolle loslassen, spüren was jetzt gerade ist und was mein Körper benötigt, das waren meine Aufgaben für die Zeit nach der Operation. Insgesamt dauerte es acht Wochen, bis ich wieder einigermaßen gesund war und ich meine kleinen Spaziergänge wiederaufnehmen konnte. Ich hatte die Narkose wunderbar vertragen und außer einer schnellen Erschöpfung konnte ich keine weiteren MCS-Symptome bei mir beobachten. Es war beglückend, nach dem strikten Verbot vier Wochen nichts Schweres zu heben, endlich wieder selbständig einen Wäschekorb von einem Zimmer zum anderen tragen zu können. Immer wenn mein Körper mir meine Grenzen aufzeigte, hatte ich gleichzeitig die Chance, mich auf das Wesentliche in meinem Leben zu konzentrieren. Das empfinde ich bis heute so, wenn ich es schaffe, hinter den Ärger und das Minderwertigkeitsgefühl wegen meiner eingeschränkten Leistungsfähigkeit zu blicken.

Die Kontrolle meiner Blutwerte im März 2012 ergab gute Ergebnisse, so dass ich einen zweiten Durchgang der ambulanten Entgiftungstherapie bei Dr. Ohnsorge machte. Mein Gefühl drängte mich, jetzt nicht locker zu lassen, sondern das Thema mit der Schwermetallbelastung weiterhin aktiv anzugehen. Der anfänglich gute Start ließ in mir die Hoffnung entstehen, dass es mir dieses Mal nicht so schlecht gehen würde. Das war leider ein Trugschluss. Schon in der ersten Woche hatte ich einen Asthmaanfall, so dass die Entgiftung abgebrochen wurde und ich notfallmäßig durch einen Internisten versorgt wurde. Wieder eine unschöne, aber heilsame Erfahrung, denn so wurde mir innerhalb von Sekunden deutlich, was mir wirklich wichtig im Leben ist. Ansonsten war die Entgiftung mit kontrollierter Hyperthermie (Fieberbank) extrem anstrengend und alle meine wohlbekannten Symptome tauchten auf: Magen- und Darmprobleme, Asthma, Frieren, Brainfog, Erschöpfung, Hautprobleme, Schlaflosigkeit, Konzentrationsstörungen, schlechte Laune bis hin zur Depression. Am meisten belastet haben mich die depressiven Schübe – mal wieder wäre an manchen Tagen Sterben eine durchaus willkommene Alternative gewesen. Ich wollte einfach nur, dass mein Leiden aufhört. Selbst meditieren funktionierte in diesem Stadium nicht mehr. Es ging lediglich ums Durchhalten. Das habe ich – glücklicherweise! Denn schon innerhalb von zwei bis drei Wochen nach dem Ende der dreiwöchigen Entgiftungstherapie verbesserte sich zumindest die Depression an einigen Tagen wieder. Die Erschöpfung und extrem stark eingeschränkte Leistungsfähigkeit dauerten einige Monate unvermindert an, ebenso wie die wieder gestiegene Empfindlichkeit auf chemische Stoffe, aber damit konnte ich mittlerweile besser umgehen.

Gegen Ende der Entgiftungstherapie erfuhr ich, dass der neue Eigentümer unserer gemieteten Doppelhaushälfte das Haus entgegen seiner vorherigen Aussagen nun doch selbst bewohnen wolle. Für mich brach eine Welt zusammen. Nachdem wir über drei Jahre nach einer passenden Umgebung für mich gesucht hatten, erhielten wir nach nur zwei Jahren die Kündigung der mich gesunderhaltenden Wohnung! Wir hatten viel Geld in die Renovierung gesteckt, viele Menschen hatten uns tatkräftig geholfen und nun das Ganze ein weiteres Mal? Es schien meine Kräfte zu übersteigen. Gespräche mit unserem neuen Vermieter verliefen erfolglos, ca. ein halbes Jahr nach der Ankündigung bekamen wir eine Räumungsklage. Nun fing zusätzlich zur kräftezehrenden Suche nach neuem, für mich verträglichem Wohnraum der Stress mit den Anwälten und dem Gericht an. Seite um Seite wurden schriftliche Erklärungen von mir verfasst. Arztbesuch um Arztbesuch wurde erledigt, um entsprechende Atteste zur Vorlage zusammenzutragen. Ich wurde Meisterin im Prüfen der Wohnraumangebote nach meinen Bedürfnissen über das Internet und im Erstinterview mit den Vermietern oder Verkäufern am Telefon. Natürlich überanstrengte ich mich maßlos, besichtigte viel zu viele Wohnungen und hatte in Folge dessen mit starken Entzündungsreaktionen zu kämpfen. Dazu kamen Zweifel, ob es überhaupt jemals einen Platz für mich geben würde, auf den mein Körper nicht reagiert. Meine Kraft schwand zusehends und meine vorher mühsam errungene Stabilität auf niedrigem Niveau rutschte ins Bodenlose ab. Gleichzeitig stellte ich erstaunt fest, nachdem sich zu Beginn der erste Schock gelegt hatte, dass ich diese Situation in guten Momenten auch als Wink des Schicksals begreifen konnte. Bevor wir in die Doppelhaushälfte einzogen, befragte ich die geistige Welt, wie lange wir hier wohnen würden. Die klare Aussage war: bis ich wieder gesund sei. War ich also nun gesund? Welche Art von Gesundheit meinte die geistige Welt? Energetisch, geistig, seelisch, körperlich?

Wenn ich hinfühlte, spürte ich meine energetische Gesundheit. Das freute mich, denn ich wusste ja nun, dass mit der Zeit alle anderen Ebenen nachziehen. Und ich vertraute darauf, dass ich einen anderen Platz zum Leben finden würde, der besser zu mir und meinen Wünschen passt. In der Tat hatten wir ca. 1,5 Jahre nach der erhaltenen Wohnraumkündigung einen neuen Platz zum Wohnen gefunden. Hier eröffneten sich für mich und meine Familie eine Menge neuer Möglichkeiten. Und die mit dem Umzug verbundene Arbeit und meine noch vorhandene körperliche Schwäche? Ja, die machten mir manchmal sehr große Angst, aber mit genügend Zeit und der Bitte um Unterstützung meisterte ich auch diese Herausforderung.

Es tut gut zu merken, dass die Prüfungen des Lebens mich heute zeitlich gesehen nicht mehr so lange aus der Bahn werfen. Gelingt es mir, mit Gelassenheit, mit dem Blick auf das Wesentliche und mit angemessener Langsamkeit die schwierigen Situationen zu betrachten, empfinde ich diese nicht mehr als so bedrohlich. Wenn ich nun noch einen Schritt nach dem anderen mache und mich immer von meinem Gefühl leiten lassen, dann wird sich alles zu meinem besten Wohle und zum Wohle aller fügen. Davon bin ich absolut überzeugt.

Große Dinge werden durch Mut errungen,
größere durch Liebe,
die größten durch Geduld.

(Peter Rosegger)

Aussichten

Wie gerne möchte ich sagen, dass meine Reiseaussichten „heiter und sonnig" sind. Realistisch gesehen ist das unmöglich und ganz ehrlich: immer nur Sonnenschein fände ich ziemlich nervtötend. Möglicherweise wird es auch in gesundheitlicher Hinsicht zumindest in der näheren Zukunft weiterhin schlechte bis grauenvolle Tage geben. Nur will ich mich nun nicht mehr fragen „Warum gibt es sie?", sondern „Wie will ich denn diesmal mit ihnen umgehen?". Ich will gerade dann nachsichtig mit mir selbst sein, liebevoll und geduldig meinem Körper, meinem Geist und meiner Seele die notwendige Ruhepause gönnen.

Erinnern Sie sich? Ganz zu Beginn des Buches im Kapitel „Warum dieses Buch?" fragte ich mich, ob die fünf Stadien eines Verlustes tatsächlich schon alle sind. Ob die „Annahme" wirklich das Ende sei? Oder ob es nicht noch eine sechste Phase, nämlich die der Heilung gebe. Barbara Ann Brennan beschreibt in ihrem Buch „Licht-Heilung" sieben Stufen des Heilens. Die ersten fünf sind identisch mit den fünf Stadien eines Verlustes bzw. des Todes und des Sterbens von Dr. Elisabeth Kübler-Ross. Ich will Brennans Stufen aus dem Blickwinkel der Heilung an dieser Stelle kurz zusammenfassend beschreiben.

Stufe 1: Verleugnung: Jeder kennt es, jeder hat es schon gemacht: unangenehme oder schwierige Erfahrungen verdrängt. Dies ist ein völlig natürlicher Schutzmechanismus unserer Seele. In solch einer Situation haben wir Angst, fühlen uns einer Sache nicht gewachsen oder wollen uns ihr nicht stellen. Als zeitlich begrenzte Verteidigungshaltung ist Verdrängung eine optimale Methode, um sich darauf vorzubereiten, was auf den nächsten Stufen auf einen zukommt und dafür Kraft zu sammeln. Aus diesem Blickwinkel macht eine Verurteilung ihrer selbst, wenn sie verdrängen, keinen Sinn, sondern erhöht ihr Leiden unnötig. Seien Sie liebevoll mit sich, auch wenn Sie spüren oder erst später erkennen, dass eine Langzeitverdrängung einen hohen Preis von Ihnen forderte. Botschaften erhalten Sie von Ihrem Körper in jedem Falle frühzeitig und dennoch ist es für Ihren persönlichen Entwicklungsprozess möglicherweise nötig, in die Verdrängung zu gehen – und zwar genau so lange, wie es eben dauert. Vertrauen Sie Ihrem eigenen System. Unser Verstand versteht die Handlungsweisen, die aus dem Herzen oder aus dem Gefühl heraus kommen, oft erst eine ganze Zeit lang später.

Stufe 2: Wut: Sobald Sie erkennen, dass die erste Stufe, Verleugnung, nicht mehr passend für Ihren Heilungsprozess ist und Sie diese Verhaltensweise nicht voranbringt, treten Sie in die Stufe zwei ein. Gefühle wie Ärger, Groll, Wut, Zorn oder

Neid werden Sie nun in sich vorfinden. Die Fragen, die Sie sich immer wieder stellen werden, lauten: „Warum ich? Warum nicht xy?" Weil Sie dafür keine Antwort finden werden, werden Sie in Ihrer Hilflosigkeit Ihre Wut – in welcher Ausprägung auch immer – wahrscheinlich auf Ihre Umwelt projizieren: auf Ihre Familie, Freunde, Ärzte, usw. – keiner ist für Sie da, keiner kann Ihnen wirklich helfen. Diese Wut entsteht in Ihnen, weil Sie Ihre bisherigen Lebensaktivitäten unterbrechen müssen, sie müssen sich offensichtlich mit Unabgeschlossenem befassen. Und am meisten ärgert es Sie sicherlich, dass Sie nicht gefragt werden, ob Ihnen das ausgerechnet jetzt in Ihren Zeitplan reinpasst. Besonders wenn Sie bisher Ihre Wut nicht ausgedrückt haben, werden Sie auf dieser Stufe des Heilens geradezu extreme Explosionen erleben dürfen und sich in einem Aspekt Ihrer selbst neu entdecken können.

Stufe 3: Verhandlung: Wenn Sie bemerken, dass Ihnen auch Wut nicht weiterhilft, werden Sie es mit Verhandeln ausprobieren. Meist geschieht dies unbewusst, seien Sie also ehrlich zu sich und wachsam in der Selbstreflexion. Sie werden sich vielleicht besonders bemühen, lieb und nett zu sein, damit Sie auch das bekommen, was Sie sich gerade wünschen. Es kann aber auch sein, dass Sie Ihre Deals, Ihre innerlichen Verabredungen direkt mit Gott – oder wie auch immer Sie diese höhere Macht nennen – schließen. Nach dem Motto: „Wenn Du mich wieder gesund machst, dann weihe ich mein Leben …". Seien Sie an dieser Stelle vorsichtig. Auf den ersten Blick scheint dies edel zu sein. Leider resultiert Ihre Haltung aus verborgenen Schuldgefühlen heraus, wird durch Angst motiviert und endet zwangsläufig in Ihrer eigenen Unzufriedenheit und schlimmstenfalls in einer ausgewachsenen Depression. Geben Sie stattdessen alle Ihre „ich-hätte-sollen" frei, lassen Sie sie los, und wenn Sie alle Stufen der Heilung beschritten haben, werden sich die gewünschten Veränderungen in Ihrem Leben wie von selbst bzw. mit weitaus geringerem persönlichem Aufwand einstellen.

Stufe 4: Depression: In dieser Stufe lassen sich drei unterschiedliche Gründe für eine Depression beschreiben. Der erste ist das Nicht-in-Erfüllung-gehen des Deals, den Sie (unbewusst) versucht haben zu machen. Sie ließen sich aus Ihrer Sicht immer großzügigere Deals einfallen, und dennoch wurden Sie nicht wie durch ein Wunder von heute auf morgen gesund. Das ist wahrlich deprimierend. Zusätzlich haben Sie zu Ihrer depressiven Stimmung nun noch mit Selbstvorwürfen zu kämpfen wegen Ihres Zustandes. Das wahrhafte Suchen nach eine angemessenen Lösung vermeiden Sie weiterhin standhaft. Als zweiten Grund für eine Depression führt Barbara Ann Brennan die Unterdrückung von Verlustgefühlen auf. Wenn Sie diese Gefühle blockieren, reagiert Ihr System mit

Depression. Erlauben Sie sich stattdessen, Ihren speziellen Verlust zu spüren – sei es der Verlust eines bestimmten Lebensgefühls, eines physischen Körperteils oder einer schlechten Gewohnheit. Trauern Sie um das Verlorengegangene – so intensiv und so lange, wie es eben dauert. Der dritte Grund für eine Depression sind schlicht und einfach harte Behandlungen wie Chemotherapie, Anästhesie oder Operationen. Diese Eingriffe bringen Ihr persönliche Körperchemie manchmal sehr nachhaltig aus dem Gleichgewicht. Wenn der Körper die ihm fremden Stoffe abgebaut und verstoffwechselt hat, wird diese Art der Depression von selbst vergehen. Natürlich ist es möglich, dass bei Ihnen alle drei Arten von Depressionen auftauchen. Schauen Sie genau hin. Geben Sie sich bei Bedarf die Zeit zum Trauern und auch die zur reinen körperlichen Genesung.

Stufe 5: Annahme: Nachdem Sie die ersten vier Stufen des Heilens intensiv erfahren haben, werden Sie nun weder mit Wut oder Neid noch mit Depression auf Ihren aktuellen Zustand reagieren. Sie haben die Gefühle der Trauer zugelassen und wenden sich nun sich selbst auf einer neuen, Ihnen bisher unbekannten Ebene zu. Die Frage nach Ihren persönlichen Werten und nach Ihren wirklichen Bedürfnissen wird mehr Raum bekommen. Möglicherweise wenden Sie sich neuen Freunden zu, die Sie in Ihrer neuen Situation mehr nähren und halten wie die alten Freunde. Nun nehmen Sie ganz unspektakulär die notwendigen Veränderungen in Ihrem Leben vor, die für Ihren weiteren Heilungsprozess notwendig sind. Sie willigen in Ihre Situation ein und nehmen sich an, wie Sie sind.

Mit diesen fünf Stufen habe ich während des gesamten Prozesses, der in diesem Buch beschrieben ist, gearbeitet. Allerdings nannten sich die Stufen aus der Sicht von Dr. Elisabeth Kübler-Ross die fünf Stadien eines Verlustes. Es tat mir gut, endlich zu lesen, dass es zwei weitere Stadien gibt, und dass ich dem gesamten Zyklus zusätzlich eine positive Bezeichnung geben konnte: die sieben Stufen des Heilens. Die beiden weiteren Stadien bezeichnet Barbara Ann Brennan mit „Wiedergeburt" und das „Schaffen eines neuen Lebens". Auch diese will ich im Folgenden für Sie zusammenfassend beschreiben.

Stufe 6: Wiedergeburt: Die Annahme dessen, was ist, der Person, die Sie wirklich sind, führt Sie in eine Zeit, in der Sie sich tagtäglich neu begegnen. Wenn Sie in dieser Stufe viel mit sich alleine sein wollen, gestehen Sie sich diesen Freiraum unbedingt zu. Es ist eine wirklich wichtige und wertvolle Phase in Ihrem Leben. Sie werden sich an Ihre Vergangenheit erinnern und sie in einem neuen Licht sehen können. Dies ist die Zeit, in der Sie Ihre persönliche Geschichte neu (auf)schreiben können. Dadurch, dass Sie sich innwendig grundlegend verändert haben, verändern Sie auch die bisherigen Bedeutungszusammenhänge Ihrer Geschichte und Ihr Erleben gestaltet sich fortan anders. Und genau dieser Aspekt ist mit wahrer Heilung gemeint.

Stufe 7: Das Leben neu schaffen: Die in Ihnen vollzogenen Veränderungen durch Ihren ganz persönlichen Heilungsprozess ziehen automatisch äußere Veränderungen nach sich und durchwirken so Ihr gesamtes Leben. So werden Sie vielleicht Ihren Beruf oder Ihren Wohnort wechseln, Ihr Freundeskreis verändert sich. Sie werden zukünftig aufrichtiger mit sich selbst umgehen und aus einer Haltung der Selbstliebe heraus Ihre Entscheidungen treffen. Bleiben Sie dennoch wachsam für erneute Verstrickungen in Ihrem Leben, sehen Sie sich diese hinderlichen Begebenheiten mutig an und gehen Sie aufrichtig und ehrlich mit sich und Ihren Lernaufgaben um. Denn eines ist sicher: Wir wachsen immer weiter. Und nicht vergessen: Genießen Sie Ihr neues Leben aus vollen Zügen!

Nun werden Sie mich vielleicht fragen wollen, auf welcher Stufe ich mich gerade eben befinde. Als ich diese Zeilen hier schrieb, sagte mir mein Gefühl, dass ich zwischen „Annahme" und „Wiedergeburt" befinde mit einem klaren Blick in Richtung „Mein Leben neu schaffen". Meine Erfahrung lehrte mich aber auch, dass ich ziemlich schnell auf eine der vorderen Stufen zurückspringen kann, je nachdem, wie meine aktuelle Gesundheitssituation mich beeinträchtigt. Ich weiß nicht, welche Prüfungen ich noch zu bestehen habe in diesem Leben. Aber eines weiß ich jetzt schon: Ich will jeden wunderbaren Augenblick vollständig in mich aufnehmen und genießen, denn wer weiß, wie viele es davon für mich noch gibt? Ich will diese Augenblicke aufschreiben, festhalten und sie mit anderen Menschen teilen. Sie auf die Schönheit des kleinen Gänseblümchens, das sich durch den Asphalt gekämpft hat, aufmerksam machen. Ich will die Liebe, die ich durch so viele verschiedene Situationen und Menschen spüren durfte, weitergeben – immer in der Hoffnung und in dem Vertrauen darauf, dass diese Form der Liebe Menschen heilen kann. Ich will ein offenes Ohr für die aktuellen Themen von Menschen haben und ihnen Mut zusprechen, wenn sie auf ihrem persönlichen Weg zu verzweifeln drohen. Ich will Menschen einladen, mit offenen Augen und offenem Herzen durch ihren Tag zu gehen. Ich will meine Sensitivität sinnstiftend und hilfreich für andere Menschen einsetzen – denn meine Sensitivität erstreckt sich nicht nur auf chemische Stoffe, sondern auch auf das hellfühlige Wahrnehmen von hinderlichen Informationen im Energiefeld meines Gegenübers. Dies ist Teil meiner Berufung. Ich liebe es von ganzem Herzen, andere Menschen in ihrem Prozess zu unterstützen – mit ihren Seelen zu flüstern und ihre Seelen zu hüten.

Tagebuch

Impressionen aus dem Off

Liebes Tagebuch,

ich spüre den Asphalt unter meinen Füßen, während ich mein Fahrrad barfuß den Berg hinauf schiebe. Vogelgezwitscher, Sonne und Wind auf meiner Haut, Eicheln fallen mit einem Plopp zu Boden, im Laub raschelt es. Sehr langsam komme ich voran – Meditation im Gehen – Schritt, Schritt, lauschen – nach außen, Schritt, Schritt, Schritt – lauschen nach innen – Schritt, Schritt. Ein Eichhörnchen quert meinen Weg, eifrig beim Sammeln der Haselnüsse. Es ist Erntezeit. Erntezeit? Erntezeit auch für mich? Spielerisch hüpft das Eichhörnchen wagemutig und kühn von einem Ast zum anderen, um zu seinem braunen Gefährten zu gelangen. Dieser schaut mich lange an, verharrt regungslos mit einer Haselnuss im kleinen Maul, bis er Vertrauen fasst und zu fressen anfängt. Währenddessen lässt sich das rote Eichhörnchen nicht von der Ernte abhalten. Schritt, Schritt, Schritt, was will ich sammeln und bevorraten für den Winter? Jetzt sammeln und beim Vergraben gleich wieder loslassen mit der Gewissheit, dass ich mich bei Bedarf an den Platz des angelegten Vorrates erinnern kann. Und falls nicht, habe ich den Samen für eine in der Zukunft liegende Ernte gelegt. Was will ich heute ernten und sammeln? Schritt, Schritt, Die Steigung des Weges zieht sich, die Sonne brennt auf mich herunter, jeder schattenspendende Baum eine Wohltat. Nur nicht übertreiben, auf der nächsten Wiese mache ich Pause. Ich lege mein Fahrrad in die Wiese und lege mich ins Gras. Der Schluck Wasser ist eine Wohltat. Hellblauer Himmel über mir, Wind lässt die Blätter der Birken neben mir in Wellengesang rauschen. Erinnerungen an meine Visionssuche steigen in mir auf. Mit jedem Windstoß wurde ich damals unter Angst und Schrecken nachts im dunklen Wald geboren. Heute ist heller Tag, Mittagszeit, wieder werde ich geboren. Diesmal aber geborgen und gehalten auf und von Mutter Erde, gehalten von meinen Reisebegleitern in der Alltags- und in der Anderswelt. Ich bin willkommen. Schritt, Schritt, Schritt, mich packt die Abenteuerlust.

Im Wald angekommen erreichen mich Gerüche meiner Kindheit: Fichtennadeln, Heidelbeeren, Pilze. Kunstvoll gebaute Ameisenhaufen säumen den Weg, ein Blick auf meine Uhr zeigt, wie lange ich schon unterwegs bin. Nicht überanstrengen, mahnt die Vernünftige in mir. Ich steige auf mein Fahrrad und schlage den Weg Richtung Heimat ein. Es geht bergab, schnell und rasant, dann der Weg durch den Wald, steinig, hohes Gras, Wurzeln und Äste liegen herum, Vorsicht…! Ein Reh und sein Junges kreuzt meine Talfahrt, ich bremse und signalisiere Freundschaft und Liebe. Ein zweites junges Reh springt als Nachzügler aus dem Wald. Die Rehe erinnern mich daran, meinen eigenen Herzens-Weg zu gehen, meiner Ausdauer und der Kraft meines Herzens zu vertrauen. Mit sanftem Mut vo-

ranzuschreiten. Langsamer lasse ich mich nach dieser Begegnung auf meinem Fahrrad nach Hause rollen, bis es aus dem Wald heraus geht, dann trete ich bergab in die Pedale. Ich liebe diese Geschwindigkeit! Die wohlige Erschöpfung meines Körpers wird erst zu Hause spürbar. Die reine Glückseligkeit aber hat mich den gesamten Weg begleitet und ist in meinem Inneren für den nächsten Winter gespeichert.

Alles, was ich in den letzten Jahren auf den Heilungsebenen Körper, Seele, Geist und Energie erlebt habe, hat mit geholfen, mein Herz mehr zu öffnen und mein innerstes Wesen besser zu erkennen. Wenn ich in diesem Moment auf mein bisheriges Leben zurückblicke, kann ich erkennen, dass ich wahrlich gewachsen bin. Inneres Wachstum durch die ständige Erfahrung der verschiedenen Stadien Verleugnung, Wut, Verhandlung, Depression und Annahme. Inneres Wachstum durch den Verlust meiner körperlichen Gesundheit und durch die Beschäftigung mit den Bedürfnissen meines Körpers. Inneres Wachstum durch das Wahrnehmen und gelegentliche Ausleben meiner Emotionen und Gefühle. Inneres Wachstum durch meine Auseinandersetzung mit meinen eingefahrenen Denkstrukturen. Inneres Wachstum durch meine Hilfs- und Orientierungslosigkeit und dem heutigen Erkennen, dass die Abfolge der Ereignisse in meinem Leben irgendwie doch einen inneren Sinn hatte. Und ich erkenne auch, dass ich noch lange nicht am Ende meines Wachstums angelangt bin. Ich freue mich meistens auf die Stufe der „Wiedergeburt“ und „das Leben neu schaffen“ – denn manches Mal machen mir die unbekannten Aussichten schon auch ein bisschen Angst. Aber neugierig bin ich auf alle Fälle!

Während des Schreibens bemerkte ich, dass ich dieses Buch auch für mich selbst geschrieben habe. Ich will es in meinen persönlich schweren Zeiten in die Hände nehmen können und mich erinnern, welche Strecke des Weges ich schon gegangen bin, welche Hindernisse bzw. Prüfungen ich gemeistert habe. Außerdem war es für mich hilfreich, die meinem Weg inne steckende Struktur rückblickend zu erfassen. Ich wünsche mir, dass ich diese Erfahrung an andere Menschen weitergeben kann. Ich habe für mich erkannt, dass ich die Größe der Erfahrung und die in ihr steckende Lernchance in den meisten Fällen nicht in dem Moment der Erfahrung begreifen kann. Aber ich vertraue mittlerweile darauf, dass sich mir diese im Laufe der Zeit erschließt. Ich bin davon überzeugt, dass jederzeit alles zu meinem besten Wohl und zum Wohle aller geschieht – auch wenn ich es nicht gleich erkennen kann und es sich nicht danach anfühlt.

Mein Wunsch war lange Zeit, auf körperlicher Ebene vollständig geheilt zu werden. Mein Verstand weigerte sich einfach zu glauben, dass die Medizin bisher keine erfolgsversprechende Therapie meiner Multisystemerkrankungen MCS und

ME/CFS kennt und sich die Mediziner in Deutschland stattdessen darüber streiten, ob es z.B. MCS (Multiple Chemical Sensitivity) überhaupt gibt oder ob CFS oder ME die richtigere Bezeichnung der Erkrankung ist. Glücklicherweise hat erst kürzlich das Buch „Recovery from CFS – 50 Personal Stories" von Alexandra Barton zu mir gefunden. Unfassbar... 50 Personen, die trotz CFS wieder zu Kräften kamen – vielleicht ist es mir doch möglich, zumindest die Erschöpfung zu beseitigen. Gleichwohl habe ich mittlerweile erkannt, dass mein Körper Zeit meines Lebens eine hochsensitive Antenne bleiben wird, und das ist gut so. Dieser positive Blickwinkel nimmt viel Druck von meinen Schultern. Möglicherweise sind meine Zellen bereits so geschädigt, dass es keine körperliche Heilung in diesem Leben mehr geben wird. Mir reicht vielleicht die Zeit vor meinem Tod einfach nicht aus, die es braucht, um die Informationen von der energetischen Ebene über die seelische und geistige Ebene hin auf die körperliche Ebene zu senden. Und ob ein genetischer Defekt rückgängig gemacht werden kann... – ein Teil meines Verstandes weigert sich momentan, das zu glauben. Mein Körper wird also möglicherweise immer besondere Aufmerksamkeit und Fürsorge benötigen. Aber ich habe gelernt: Ich bin nicht mein Körper, sondern ich nutze ihn, um Erfahrungen zu machen. Wer außer ich selbst – oder besser gesagt mein Verstand – beschränkt mich auf meinen Körper? Und wer sagt, dass nur Erfahrungen, die mit einem gesunden Körper gemacht wurden, die einzig wahrhaftigen Erfahrungen sind? Ich habe durch die Auseinandersetzung mit meiner Erkrankung und durch meinen individuellen Weg die Reichhaltigkeit und die Größe meines eigenen Inneren kennen lernen dürfen. Ich habe eine Unmenge von Erfahrungen gemacht, die ich nicht mehr missen möchte. An diesen bin ich wahrlich über mich selbst hinausgewachsen. Ist das nicht die Heilung, die wir im Grunde unseres Herzens alle suchen? Gesunde Menschen wie kranke Menschen? Suchen wir nicht einfach den Weg ins SEIN?

Danksagung

Danke für die Lerneinheiten und ihren Beistand in schwierigen und guten Zeiten sage ich…

…meinen Eltern, die trotz der verheerenden medizinischen Diagnose und der schwierigen Begleitumstände grundsätzlich hinter mir standen, auch wenn sie die Krankheit schwer nachvollziehen konnten. Meinem Bruder Ulrich danke ich für Zeiten während meiner Kindheit, die wir miteinander verbracht haben.

…dem wunderbaren schul- und alternativmedizinischen Unterstützerteam: dem Umweltmediziner Dr. Peter Ohnsorge (mittlerweile im wohlverdienten Ruhestand), meiner Hausärztin Dr. Beatrix Scheich-Hoffmann, dem Psychotherapeuten Gideon Franck und meiner Heilpraktikerin Helga Hippler. Danke für alles!!!

…meinen früheren Freundinnen Astrid, Sabine, Susanne und Ute sowie Jackie und Rike für ihre Unterstützung. Auch allen anderen weiblichen und männlichen menschlichen Engeln danke ich, weil sie mich vor allem in schweren Zeiten praktisch und emotional unterstützt, mir zugehört und mir damit immer wieder den Mut zum Durchhalten gegeben haben.

...den Autoren und Autorinnen von Büchern, die mich durch ihre Worte tief im Inneren berührt haben und mir das Verständnis über die körperlichen, seelischen, geistigen und energetischen Zusammenhänge meiner Erkrankung erleichtert haben. Manches Mal habe ich wahre Schätze gefunden.

...Petra Karuna van Eyk, an deren Frauen-Schwitzhütten ich mit Freude teilnahm und die mir durch ihren Krebs-Tod mein Herz, meinen Verstand und meine Augen für das Wesentliche in meinem Leben geöffnet hat.

...den Klängen der Musik bei „Le Chör“ von Juliane Jorden und Franz van Eyk, die mir durch heilsames Singen den Weg zu meinem Herzen gezeigt und in deren Mitte ich trotz meiner Erkrankung immer willkommen war und bin.

...Hermann Strohmeier, Arthur Dorsch und Christine Neubauer-Dorsch, die mich in die schamanischen Heilweisen der Ureinwohner Nordamerikas einführten und mir ein tieferes Verständnis für die Heilkräfte von Zeremonien und Ritualen brachten.

...Dr. Franz Minister und Team, bei denen ich den ersten esoterikfreien und absolut alltagstauglich Zugang zur geistigen Welt kennen und die symbolhafte Sprache verstehen lernte. Die Erfahrungen beim luziden Träumen sind für mich immer noch außergewöhnlich.

...Mirjam Endter, die für mich der erste persönliche Kontakt mit einem Menschen war, der ebenfalls an MCS erkrankte. Unsere Gespräche haben mir sehr weitergeholfen und ihr Wissen als Heilerin ist heute Bestandteil meiner eigenen Arbeit.

...Kurt Zyprian Hörmann, durch dessen Methode MFL® (Morphisches Feld Lesen) mir die gesamte Welt meines Fühlens, meiner Wahrnehmung und meiner Intuition in einer Tiefe zugänglich wurde, die ich vorher nicht erahnen konnte. Dies hat mein Leben von Grund auf verändert. Ebenso danke ich allen MFL®-Anwendern und –experten, die für mich gelesen oder mich in meinen Selbstprozessen unterstützt haben.

...Benjamin Schneider, dessen großes Herz und sein Vertrauen in meine Fähigkeiten mich schon bei unserer ersten Begegnung sehr bewegt haben. Seine einfühlsame Art und seine Gabe, Menschen sogar übers Telefon in ihrem Innersten zu berühren und sie von Herzen zu umarmen, macht es mir leichter, ihn am anderen Ende der Welt zu wissen.

...Roswitha Naßhan, die mich vor, während und nach meiner Operation begleitet und mir durch ihre Anteilnahme und ihr Verständnis unendlich viel Mut zum Durchhalten gegeben hat. Ich fühle mich geehrt, dass sie mir immer wieder neue energetische Methoden zeigt und mir jede meiner Fragen geduldig beantwortet.

...Ulf Zinne, der mit offenem Herzen an meiner Seite war, mich sanft gehalten und mich durch alle Untiefen meines Prozesses begleitet hat. Er ertrug alle meine Emotionseruptionen geduldig und herzlich, forderte mich mit manchmal schmerzhafter Klarheit und unbestechlichem inneren Wissen kompromisslos heraus und freute sich dann aufrichtig mit mir über meine Erfolge. Er hat mich an die Schönheit meines Lebens erinnert. Seine energetische Arbeit hat mir eine Lebensqualität und Lebensfreude zurückgegeben, von der ich vorher nicht zu träumen wagte.

...Jörg Müller, der mir als Möglichkeitensucher mit seiner vorbehaltlosen Liebe, Geduld und Zuversicht in den ganzen Jahren enorm geholfen hat. Unser Versprechen, die persönliche Entwicklung des anderen jeweils ohne Rücksicht auf die Konsequenzen zu ermöglichen, ist seit Jahren äußerst tragfähig. Seine unbeschreibbare Begabung, Worte bis ins kleinste Detail abzugrenzen, fasziniert mich immer wieder aufs Neue. Meinen Stiefkindern danke ich für ihr Lachen, ihre Neugierde auf das Leben und für ihre Zuneigung.

...Barbara Karin Gstöttner, also mir selbst, für meinen Mut, ungewöhnliche Wege zu beschreiten. Mein Durchhaltevermögen, meine Disziplin und meine Kreativität haben mir enorm geholfen, durch schwere Zeiten zu gehen. Ich danke meiner Seele, dass sie mein kleines inneres Licht in mir unaufhörlich brennen lässt. Es sorgt dafür, dass ich mich bislang trotz aller

Schwierigkeiten und der umfassenden erlebten Dunkelheit in mir (noch) nicht für den Tod entschieden habe.

...meinen Begleitern aus der geistigen Welt, die mich jederzeit liebevoll beschützt und geführt haben, auch wenn ich es nicht erkannt habe oder gar die Verbindung zu ihnen geleugnet habe.

...Mutter Erde und Vater Kosmos, Aspekte des GROSSEN GEISTES, des URGRUND ALLEN SEINS.

Aho mitakoyasin – zu meinem besten Wohle und zum Wohle aller!

Barbara Karin Gstöttner
SeelenHüterin

Anhang

Liste der für mich stresserzeugenden Situationen

- ☹ Umwelt- und Wohngifte: Pestizide, Biozide, Formaldehyd, VOC, usw.
- ☹ Luftverunreinigung durch Duftstoffe, Putzmittel, Desinfektionsmittel, Autoabgase, Zigaretten
- ☹ Körperliche Belastung durch anstrengende Bewegung oder Sport
- ☹ Unverträgliche Ernährung: nickel- und fruktosehaltig, konventionelle Ernährung, Zusatzstoffe, Aromen, Alkohol, Koffein
- ☹ Allergieauslöser : Roggen, Gräser, Terpentin, Nickel, Quecksilber, Tolubalsam/Perubalsam, Schimmelpilze, Beifuß, Wegerich, Bäume, Tierhaare insbesondere von Katzen, Hausstaubmilben, Mehl-Pflaumen-Modermilbe
- ☹ Elektrosmog: Mobilfunk, DECT, WLAN, technische Magnetfelder, Erdstrahlen
- ☹ (Schimmel-)Pilze, Viren, Bakterien, Parasiten
- ☹ Medikamente, Chemotherapie, Unfälle, Operationen
- ☹ Wirbelfehlstellungen
- ☹ Zahnwerkstoffe, Impfstoffe, Schwermetalle
- ☹ Psychologische Belastungen: Sorgen, Ängste, Zweifel, Trauer, Verlust, Trennung, Schock, Trauma, Umzug, Arbeitsplatzverlust, jegliche Veränderung, Urlaub, kritische Arzttermine, Menschenansammlungen

Mein Notfallplan für den Kühlschrank

<table>
<tr><td>T</td><td>Tag der Exposition
Duschen & Kleidung wechseln!
Asthmawerte messen
3 Liter Wasser trinken</td><td>Nichts tun! → Schlafen!
Meditation
Pulsmesser tragen
Alle Termine absagen!</td></tr>
<tr><td>T+1
T+2</td><td>Nichts tun! → Schlafen!
3 Liter Wasser trinken
Nur Reis essen
Medikamente: normale Dosis erhöhen, zusätzlich Lymphomyosot und Zeolith
Max. Puls: 104 (Pulsmesser)
Meditation</td><td rowspan="2">Don´ts:
• Bewegung, Spaziergänge
• E-Smog (Laptop), Krimi anschauen
• Aufregung/Anregung durch Streit, Diskussionen über belastende Themen, fremde Menschen, Besuch, Telefonate, Termine außer Haus, Brettspiele, Autofahren</td></tr>
<tr><td>T+3
T+4</td><td>3 Liter Wasser trinken
Strenge Lebensmittelwahl
Medikamente: normale Dosis erhöhen, zusätzlich Lymphomyosot und Zeolith
Max. Puls: 104 (Pulsmesser)
Max 30 Min. leichtes Ergo-Training & Meditation</td></tr>
<tr><td>T+5
T+6</td><td>3 Liter Wasser trinken
Strenge Lebensmittelwahl

Maximaler Puls: 112 (Pulsmesser)
Max. 45 Min. leichtes Ergo-Training & Meditation</td><td>Don´ts:
• lange Spaziergänge
• Aufregung durch Streit, Diskussionen über belastende Themen, Besuch</td></tr>
<tr><td>T+7</td><td>Tag 7 und alle anderen
Maximaler Puls: 120
Ergo-Training wieder aufnehmen & Meditation</td><td>Das Leben genießen!</td></tr>
</table>

Meine Lebensmittelliste

	Geeignete Lebensmittel	Ungeeignete Lebensmittel
Fleisch, Wurst	frisches und tiefgefrorenes Fleisch, Bratwurst, Fleischwurst, Frischwurst, Kochwurst, Bratenaufschnitt, Schinken, Kasseler	**Wurstwaren mit Innereien, Würstchen, Pastete, Parfait,** Speck, Bündner Fleisch, Rohwürste, Salami, Cervelatwurst, Landjäger, Mettwürste, Rohschinken, Parmaschinken, Innereien wie Leber und Niere, abgepacktes Fleisch
Fisch	Aal, Flunder, Lachs, Kabeljau, Forelle, Dorsch, Rotbarsch, Scholle, Schellfisch	Bückling, Hering, **Hecht, Krabben, Garnelen, Hummer, Muscheln, Sardi**nen, Matjes, Rollmops, Thunfisch, Makrele, Sardellen, Schalentiere, Fischkonserven
Obst	Papaya, (Brombeeren, Heidelbeeren)	**Bana**nen, **Kirschen, Pfirsiche,** Birnen, Kiwi, Kaki, **Erd**beeren, Mango, Apfel, Heidelbeeren, Pfirsich, Weintrauben, Wassermelone, Trockenfrüchte (z.B. Datteln, Feigen, Rosinen), **Him**beeren, Obstkonserven, überreifes Obst, Zitrusfrüchte (z.B. Orangen, Grapefruit), **Ananas, Rhabarber,** Honigmelone, Pflaumen, Aprikosen, Nektarine
Gemüse	Blattsalate, Feldsalat, Gurken, Mangold, Zucchini, Pastinake, Oliven, Schalotten, Kohl, Avocado, Radieschen, **Sellerie**, Fenchel, **Karot**ten, Lauch, **Wirsing,** Endivien	Kürbis, Auberginen, **Erb**sen, Soja**bohnen,** Lin**sen, Brokkoli, Grünkohl, Pilze, Petersilie, Spar**gel, Knoblauch, Chicorée, **Zwie**bel, Schnittlauch, Radicchio, Artischocken, eingelegtes Gemüse, Sauerkraut, **Toma**ten, Kohlrabi, **Bohnen,** Zuckerschoten**, Getreidesprossen, Meerrettich, Mais, rohe Paprika, Spinat, Kopfsalat**

	Geeignete Lebensmittel	Ungeeignete Lebensmittel
Getreide	Cornflakes, Reis-Mais-Amaranth-Waffeln, geschälter Reis	**grobe Müsliflocken, Vollkornbackwaren, Hafer, Roggen, Gerste, Weizen, Buchweizen, Kleie**, Brot mit Zusatzstoffen, Paniermehl, Fertigbackmischungen, Croissant, Laugengebäck, hefehaltige Getreideprodukte, **Puffreis mit Zucker oder Honig, Kuchen, Kekse und Gebäck mit Haushaltszucker**
Kartoffeln	warme Kartoffeln, Kartoffelpuffer, Pellkartoffeln, Salzkartoffeln	Pommes Frites, **kalte Kartoffeln,** Chips
Milchprodukte	Vollmilch, Magermilch, Buttermilch, Joghurt, Dickmilch, süße und saure Sahne, Quark, Schmand, Creme fraiche, Frischkäse, Schichtkäse, Mozzarella	Hartkäse, Schnittkäse, Weichkäse, Schmelzkäse, Gereifte Käsesorten: Tilsiter, Emmentaler, Bergkäse, Edamer, Chester, Cheddar, Parmesan, alter Gouda, Camembert, Brie, Roquefort, Schimmelkäse, Schmelzkäse, Sauermilchkäse (Harzer), **Fruchtjogurt, Fruchtmolke, gesüßte Kondensmilch**
Eier	Spiegeleier, Rühreier	Soleier
Fette / Öle	Butter, Margarine, Schmalz, Bratenfett, alle Pflanzenöle	
Gewürze	Pfeffer, Salz, Majoran, Basilikum, Thymian, italienische Kräuter	**Petersilie**, Schnittlauch, **Curry, Zimt, Nelke, Anis**
Getränke	stilles Wasser, Kräutertee, grüner Tee	Obstsäfte, Limonade, Nektar, Cola, Fruchtsaftschorlen, schwarzer Tee, Brennnesseltee, Kaf**fee, Tomatensaft, Früchtetee, Kakao**
Nüsse	**Mandeln**, Kürbiskerne, Sonnenblumenkerne	**Haselnüsse, Wal**nüsse, **Cashew**nüsse, **Erd**nüsse

	Geeignete Lebensmittel	Ungeeignete Lebensmittel
Knabbereien		Honig, Kaugummi, Chips, Erdnussflips, Fruchteis; Süßigkeiten mit Sorbit, Fructose oder Isomalt gesüßt, Kakao, Schokolade, Nougat, Marzipan, Marmelade, Fruchtbonbons, Fruchtgummi, Lakritz, Bonbons, Milch- und Sahneeis, Popcorn, Traubenzucker
Sonstiges	Backpulver, Puddingpulver, Senf	Essig (jede Art), Ketchup, Tomatenmark, Würzsoßen, Fruchtsaucen
Zucker		Fruchtzucker (Fructose), Agavendicksaft, Apfeldicksaft, Apfelkraut, Birnendicksaft, Birnenkraut, Honig, Inulin, Isomalt, Lactit, Maisstärkesirup, Maltit, Mannit, Oligofructose, Sorbit, Xylit, Ahornsirup, Haushaltszucker, Invertzucker, Kandis, Kristallzucker, Puderzucker, Rohrzucker, Rübenkraut, Ursüße, Vanillezucker

Legende:

(schwarz)	**Allergie oder evtl. Kreuzallergie**
(dunkelgrau)	Fruktosehaltig
(hellgrau)	Hoher Histamingehalt

Diese Liste erhebt keinen Anspruch auf Vollständigkeit oder Richtigkeit. Je nach Gesamtbelastung (auch abhängig von der Jahreszeit) variiert bei mir besonders der Anteil an fruktose- und histaminhaltigen Lebensmitteln. Glutenhaltige Nahrungsmittel habe ich mittlerweile ganz aus meinem Speiseplan gestrichen. Glutenfreie Kohlenhydrate wie Kartoffeln oder Reis esse ich maximal zweimal die Woche. Ansonsten bevorzuge ich eine an die Steinzeit (Paleo) angelehnte kohlenhydratarme Ernährungsweise.

Literatur

Angaangaq, der Schamane aus Grönland: „Schmelzt das Eis in euren Herzen – Aufruf zu einem geistigen Klimawandel", 2011, Kösel Verlag, München

Asistent, Niro Markoff: „Das heilende Ja – die Geschichte meiner AIDS-Heilung", 1993, Aquamarin Verlag, Grafing

Barton, Alexandra: „Recovery from CFS – 50 Personal Stories", 2008, AuthorHouse Verlag,

Berti, Aldo: "Geistheilung und Energiearbeit – Basiswerk der energetischen Medizin", 2010, Schirner Verlag, Darmstadt

Brück, Axel: „Die Anderswelt-Reise" 2005, Arun-Verlag, Uhlstädt-Kirchhasel

Brück, Axel: „Die Kraft der Heilung", 2007, Arun Verlag, Uhlstädt-Kirchhasel

Brune, Martin: „Zum Glück ins Jetzt! Wie das Leben uns findet", 2008, Books on Demand GmbH, Norderstedt

Campbell Ph.D., Bruce: „Chronisches Erschöpfungssyndrom – Zehn Strategien für einen besseren Umgang mit CFS ", 2004, Broschüre von Fatigatio e.V. – Bundesverband Chronisches Erschöpfungssyndrom, Berlin

Dahlke, Ruediger: „Krankheit als Symbol – Ein Handbuch der Psychosomatik – Symptome, Be-Deutung, Bearbeitung, Einlösung", 2007, Bertelsmann Verlag, München

De Jong, Theresia Maria: „Es ist Krebs... Meine Heilung durch die Kraft des spirituellen Weges", 2010, ViaNova Verlag, Petersberg

Harner, Michael: „Der Weg des Schamanen – Das praktische Grundlagenwerk zum Schamanismus", 2004, Ullstein Verlag, Berlin

Hay, Louise L.: „Heile deinen Körper – seelisch-geistige Gründe für körperliche Krankheit und ein ganzheitlicher Weg, sie zu überwinden", 1989, Lüchow Verlag, Stuttgart

Heeg, Evelyne: „Oben ohne – Die Entscheidung zu leben", 2009, Fischer Verlag, Frankfurt

Hill, Hans Ulrich und Wolfgang Huber und Kurt E. Müller: „Multiple Chemikalien-Sensitivität (MCS) – Ein Krankheitsbild der chronischen Multisystemerkrankungen (CMI)", 2008, Shaker Verlag, Aachen

Hörmann, Kurt Zyprian: „Fühlen ist klüger als Denken! – mit Intuition die richtigen Entscheidungen treffen", 2011, Kamphausen Verlag, Bielefeld

Houlton, Jane: „Überlebenshandbuch für Allergiker – Das umfassende Hilfsprogramm für den Alltag", 1997, Humboldt-Taschenbuchverlag, München

Ingermann, Sandra: „Die schamanische Reise – Ein spiritueller Weg zu sich selbst", 2004, Hugendubel Verlag, Kreuzlingen/München

Jenner, Otmar: „Das Buch des Übergangs – Spirituelle Medizin und Sterbebegleitung", 2009, Ullstein Taschenbuch Verlag, Berlin

Koch-Weser, Sylvia und Geseko von Lüpke: „Vision Quest - Visionssuche. Allein in der Wildnis auf dem Weg zu sich selbst“, 2005, Knaur Taschenbuch Verlag, München

Kübler-Ross, Elisabeth und David Kessler: „Geborgen im Leben – Wege zu einem erfüllten Dasein“, 2003, Knaur Verlag, Stuttgart, Zürich

Kübler-Ross, Elisabeth: „Interviews mit Sterbenden“, Kreuz-Verlag, Stuttgart

Kuby, Clemens: „Heilung – das Wunder in uns: Selbstheilungsprozesse entdecken“, 2010, Kösel Verlag, München

Kuby, Clemens: „Unterwegs in die nächste Dimension – Meine Reise zu Heilern und Schamanen“, 2006, Kösel Verlag, München

Kuklinski Dr. sc. med, Bodo und Dr. Anja Schemionek: „Mitochondrientherapie – die Alternative“, 2014, Aurum Verlag, Bielefeld

Manitonquat Medicine Story: „Der Weg des Kreises“, 2000, Biber Verlag, Extertal

McKenna, Jed: „Spirituell unkorrekte Erleuchtung – Ausbrechen in die Freiheit“, 2007, Omega-Verlag, Aachen

Meyer, Regula: „tierisch gut – Tiere als Spiegel der Seele – Die Symbolsprache der Tiere“, 2004, Arun-Verlag, Uhlstädt-Kirchhasel

Monroe, Robert A.: „Der zweite Körper – Expeditionen jenseits der Schwelle – Astral- und Seelenreisen in ferne Sphären der geistigen Welt“ 2002, Econ Ulstein List Verlag, München

Monroe, Robert A.: „Über die Schwelle des Irdischen hinaus – Die Erfüllung des menschlichen Schicksals im grenzenlosen Universum reinen Bewusstseins" 2002, Ansata-Verlag, München

Mutter, Joachim: „Gesund statt chronisch krank – Der ganzheitliche Weg: Vorbeugung und Heilung sind möglich", 2009, fit fürs Leben Verlag, Weil der Stadt

Ohnsorge Dr. med., Peter: „Multisystem-Erkrankungen – Komplexe Krankheitsbilder bedürfen neuer diagnostischer und therapeutischer Strategien", Praxiszeitung Nr. 3, Würzburg

Parlow, Georg: „Zart besaitet – Selbstverständnis, Selbstachtung und Selbsthilfe für hochsensible Menschen", 2003, Festland Verlag, Wien

Pazzogna, Annie: „Inipi – Das Lied der Erde – Die indianische Schwitzhütte", 1998, Arun-Verlag, Uhlstädt-Kirchhasel

Popfinger, Gerhard: „Die Schwitzhütte", 2009, Arun-Verlag, Uhlstädt-Kirchhasel

Schadek, Sandra: „Ich bin eine Insel – Gefangen im eigenen Körper", 2009, Rowohlt Verlag, Reinbek bei Hamburg

Sheldrake, Rupert: „Das schöpferische Universum: die Theorie des morphogenetischen Feldes", 1985, Meyster Verlag, München

Sheldrake, Rupert: „Sieben Experimente, die die Welt verändern könnten", 2006, Fischer Verlag, Frankfurt

Soygal Rinpoche: „Das tibetische Buch vom Leben und vom Sterben – Ein Schlüssel zum tieferen Verständnis von Leben und Tod", 1999, Scherz Verlag, Bern, München, Wien

Strienz, Joachim: „Leben mit chronischer Erschöpfung - CFS", 2011, W. Zuckschwerdt Verlag, München

Tolle, Eckhart: „JETZT! Die Kraft der Gegenwart", 2005, Kamphausen Verlag, Bielefeld

Traunmüller, Franz: „Mein unsichtbarer Begleiter – Vom Todfeind zum Todfreund", 2009, Christiana-Verlag, Stein am Rhein/Schweiz

Valkenburg, Els: „MCS – Wenn chemische Substanzen und Duftstoffe krank machen. Erfahrungen, Informationen, Adressen zur Multiplen Chemikaliensensitivität", 2008, Hans-Nietsch-Verlag, Freiburg

Wilber, Ken: „Mut und Gnade – In einer Krankheit zum Tode bewährt sich eine große Liebe", 1996, Goldmann Verlag, München

Kontakt

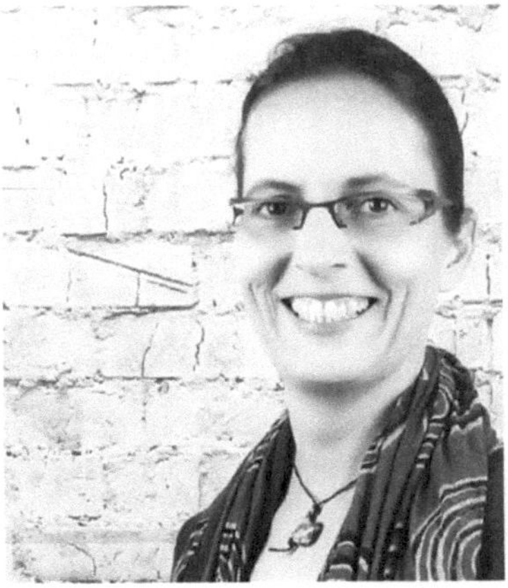

Liebe Leserin, lieber Leser!

Danke für die Zeit, die Sie mit dem Lesen meines Buches verbracht haben. Ich hoffe sehr, dass Sie für sich einen Nutzen aus der Lektüre ziehen konnten. Über Empfehlungen an andere betroffene Menschen freue ich mich natürlich sehr.

Gerne können Sie bei persönlichem Gesprächs- und Unterstützungsbedarf in Kontakt mit mir treten über meine berufliche Homepage:

www.seelenhüterin.de

oder – falls Sie weitere Texte von mir lesen wollen – besuchen Sie meinen Blog:

www.meinseelenauftrag.de

Ich freue mich auf Sie.

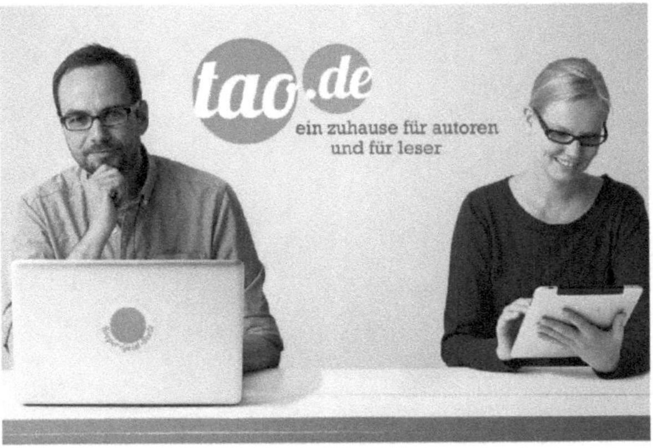

Das neue Selfpublishing-Portal **für AutorInnen und für LeserInnen.** Seien Sie dabei! Publizieren Sie als AutorIn in einem thematisch stimmigen Umfeld mit der Unterstützung eines erfahrenen Verlagshauses und entdecken Sie als LeserIn jeden Tag als erste/r neue Themen und Trends.

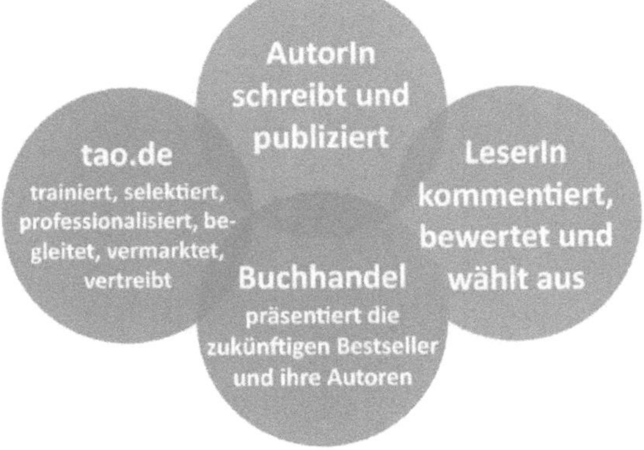

www.tao.de | info@tao.de

tao.de ist ein Imprint der J.Kamphausen Mediengruppe GmbH

j.kamphausen AURUM Lebensbaum TAO Lüchow THESEUS tao.de

FSC
www.fsc.org
MIX
Papier | Fördert gute Waldnutzung
FSC® C083411

Kolibri 360 GmbH
Ferdinand-Jühlke-Straße 7
99095 Erfurt, Deutschland
produktsicherheit@kolibri360.de